现代著名老中医名著重刊丛书·第五辑

泊庐医案

汪逢春 著

人民卫生出版社

图书在版编目（CIP）数据

泊庐医案/汪逢春著．—北京：人民卫生出版社，2008.1

（现代著名老中医名著重刊丛书　第五辑）

ISBN 978-7-117-09575-4

Ⅰ.泊…　Ⅱ.汪…　Ⅲ.医案—汇编—中国—现代
Ⅳ.R249.7

中国版本图书馆 CIP 数据核字（2007）第 186250 号

现代著名老中医名著重刊丛书

第五辑

泊庐医案

著　　者：汪逢春
出版发行：人民卫生出版社（中继线 010-59780011）
地　　址：北京市朝阳区潘家园南里 19 号
邮　　编：100021
E - mail：pmph @ pmph.com
购书热线：010-59787592　010-59787584　010-65264830
印　　刷：三河市宏达印刷有限公司
经　　销：新华书店
开　　本：850×1168　1/32　　**印张：**5.5
字　　数：105 千字
版　　次：2008 年 1 月第 1 版　　2024 年 12 月第 1 版第 6 次印刷
标准书号：ISBN 978-7-117-09575-4/R・9576
定　　价：12.00 元

出版说明

自20世纪60年代开始，我社先后组织出版了一批著名老中医经验整理著作，包括医论医话等。半个世纪过去了，这批著作对我国近代中医学术的发展产生了积极的推动作用，整理出版著名老中医经验的重大意义正在日益彰显，这些著名老中医在我国近代中医发展史上占有重要地位。他们当中的代表如秦伯未、施今墨、蒲辅周等著名医家，既熟通旧学，又勤修新知；既提倡继承传统中医，又不排斥西医诊疗技术的应用，在中医学发展过程中起到了承前启后的作用。这批著作均成于他们的垂暮之年，有的甚至撰写于病榻之前，无论是亲自撰述，还是口传身授，或是其弟子整理，都集中反映了他们毕生所学和临床经验之精华，诸位名老中医不吝秘术、广求传播，所秉承的正是力求为民除瘼的一片赤诚之心。诸位先贤治学严谨，厚积薄发，所述医案，辨证明晰，治必效验，不仅具有很强的临床实用性，其中也不乏具有创造性的建树；医话著作则娓娓道来，深入浅出，是学习中医的难得佳作，为近世不可多得的传世之作。

由于原版书出版的时间已久，已很难见到，部分著作甚至已成为学习中医者的收藏珍品，为促进中医临床和中医学术水平的提高，我社决定将一批名医名著编为《现代著名老中医名著重刊丛书》分批出版，以飨读者。

第一辑收录13种名著：

《中医临证备要》　　《施今墨临床经验集》

《蒲辅周医案》
《蒲辅周医疗经验》
《岳美中论医集》
《岳美中医案集》
《郭士魁临床经验选集——杂病证治》
《钱伯煊妇科医案》
《朱小南妇科经验选》
《赵心波儿科临床经验选编》
《赵锡武医疗经验》
《朱仁康临床经验集——皮肤外科》
《张赞臣临床经验选编》

第二辑收录 14 种名著：

《中医入门》
《章太炎医论》
《冉雪峰医案》
《菊人医话》
《赵炳南临床经验集》
《刘奉五妇科经验》
《关幼波临床经验选》
《女科证治》
《从病例谈辨证论治》
《读古医书随笔》
《金寿山医论选集》
《刘寿山正骨经验》
《韦文贵眼科临床经验选》
《陆瘦燕针灸论著医案选》

第三辑收录 20 种名著：

《内经类证》
《金子久专辑》
《清代名医医案精华》
《陈良夫专辑》
《清代名医医话精华》
《杨志一医论医案集》
《中医对几种急性传染病的辨证论治》
《赵绍琴临证 400 法》
《潘澄濂医论集》
《叶熙春专辑》
《范文甫专辑》
《临诊一得录》
《妇科知要》
《中医儿科临床浅解》
《伤寒挈要》
《金匮要略简释》
《金匮要略浅述》

《温病纵横》
《临证会要》
《针灸临床经验辑要》

第四辑《方药中论医集》收录6种名著：

《辨证论治研究七讲》
《中医学基本理论通俗讲话》
《黄帝内经素问运气七篇讲解》
《温病条辨讲解》
《医学三字经浅说》
《医学承启集》

第五辑收录19种名著

《现代医案选》
《泊庐医案》
《上海名医医案选粹》
《治验回忆录》
《内科纲要》
《六因条辨》
《马培之外科医案》
《中医外科证治经验》
《金厚如儿科临床经验集》
《小儿诊法要义》
《妇科心得》
《妇科经验良方》
《沈绍九医话》
《著园医话》
《医学特见记》
《验方类编》
《应用验方》
《中国针灸学》
《金针秘传》

这批名著大多数品种原于20世纪60年代前后至80年代初在我社出版，自发行以来一直受到读者的广泛欢迎，其中多数品种的发行量都达到了数十万册，在中医界产生了很大的影响，对提高中医临床水平和中医事业的发展起到了极大的推动作用。

为使读者能够原汁原味地阅读名老中医原著，我们在重刊时采取尽可能保持原书原貌的原则，主要修改了原著中疏漏的少量印制错误，规范了文字用法和体例层次，在版式上则按照现在读者的阅读习惯予以编排。此外，为不影响原书内容的准确性，避免因换算造成的人为错误，部分旧制的药名、病名、医学术语、计量单位、现已淘汰的检测项目与方法等均未改动，保留了原貌。对于犀角、虎骨等现已禁止使用的药品，本次重刊也未予改动，希冀读者在临证时使用相应的代用品。

人民卫生出版社

2007年11月

序

业师逢春先生，吴门望族，悬壶京市逾三十年。吾夫子儒而医者也，功受业于吴中名医艾步蟾太夫子之门，精究医学，焚膏继咎，三更不辍。洎卒业，复博览群籍，虚怀深求。壮岁游京，述职法曹，又奉手于力轩举太夫子门下，学教相资，益洞一方，故诊疾论病循规前哲，而应乎气候方土体质，诚所谓法于古而不泥于古者也。每有奇变百出之病，他医束手者，夫子则临之自若，手挥目送，条理井然，处方治之，辄获神效。余等忝列门墙，天资浑噩，从师有年，愧无所得。民国二十五年冬，奉师命组织同砚小集，受课之余，互相研讨，凡《内》、《难》、《伤寒》、《金匮》等书，次第理董。二十七年春，吾师更于例假之日，携诸弟子登北海琼岛，假揽翠轩，杯酒言欢，讲授诸书，或共载一舟，荡漾太液池中，师生同游，其乐何如。春风时雨之化，固不仅一日之长，终身之奉也。兹值北京市医学讲习会第一班毕业典礼之期，谨将夫子医案分门别类，编辑一册，分赠同人，以为纪念，嗣后再为续选。此次医案之刊行，意在存真，非为立言著说。盖吾师于诸杂病，经验宏富，方案多有奇效，余等不欲承技怀私，故将夫子所诊原案誊录刊印，未敢稍加更动，公诸社会，以供研讨，尚希同道贤达，不吝珠玉，赐以教言为祷。

民国三十年三月下浣受业等谨序于国医分会

凡例

一、《泊庐医案》者，因夫子颜其斋曰泊庐，盖取淡泊宁志，不求闻达利禄之意。夫子之于医，亦务求其实用，毋事虚饰，故定名如上。

二、本编因时间仓卒，仅将业师汪逢春先生普通门诊所录方案之有效者，略分为内妇儿三科，简单分类，以便检阅。其重症各案，皆在出诊，一时尚未搜集，容缓图之。

三、此次印刷费用，悉由逢翁夫子捐助，专为赠送讲习会同人，以供研究，而资纪念。并谨遵师命，绝不定价发售，以免有宣传牟利之嫌。

四、本篇因余等学识浅陋，既未敢增减只字，又不便加以按语，所以然者，为保存原案之庐山面目也。其中选录校对舛谬之误，诚所难免，幸祈阅者，进而教之。

目录

内科 …… 1
暑湿 …… 1
湿温 …… 5
温病 …… 25
泄泻 …… 31
痢疾 …… 34
疟疾 …… 39
咳喘痰饮 …… 42
吐血 …… 51
虚痨 …… 55
肝阳头痛 …… 63
类中 …… 65
痹症 …… 71
胃病 …… 74
关格 …… 77
消渴 …… 83
黄疸 …… 83
肿胀 …… 85
腹痛 …… 94
脚气 …… 96
溲血 …… 97

便血……97
淋浊……100
遗精……100
肺痈……101
肠痈……107
妇科……109
调经……109
胎前……115
产后……122
崩带……128
儿科……134
天花水痘……134
痧疹……135
蛾肿……142
痄腮……142
虫积……148
疳积……152
慢脾……156

内科

暑湿

杨右　二十五岁，七月二十一日。

身热二十余日，恶心腹痛，大便溏泄，咳嗽胸闷，闭目则谵语，神志昏沉，舌苔垢厚，两脉细弦滑数。气郁不舒，暑湿蕴阻，势将内陷，亟以芳香宣解。

鲜佩兰钱五　鲜藿香钱五，同后下　嫩前胡一钱　真郁金三钱　鲜枇杷叶三钱，布包　制厚朴钱五，川连七分同炒　小枳壳钱五，苦梗一钱同炒　家苏子钱五　方通草钱五　越鞠保和丸五钱，布包　大豆卷二钱　鲜菖蒲三钱，洗净　姜竹茹三钱　赤苓块四钱

太乙玉枢丹二分，香犀角一分，二味同研末，以小胶管装好，匀两次药送下。

二诊：七月二十二日。

身热渐退，神志略清，夜间仍有谵语，咳嗽，胸膺掣痛，泛恶不止，舌苔垢厚，两脉细弦而滑，再以辛香宣达，肃降化痰。

鲜佩兰钱五　鲜藿香钱五　鲜菖蒲三钱，三味同后下　香豆豉三钱，焦山栀钱五同炒　全栝楼五钱，薤白头三钱同打　鲜枇

杷叶三钱，布包　越鞠保和丸五钱，布包　真郁金五钱　小枳壳钱五，苦梗一钱同炒　象贝母四钱，去心　制厚朴钱五，川连七分同炒　鲜佛手三钱　香犀角一分，研细末，装胶管匀两次送下

三诊：七月二十四日。

身热退而咳嗽亦止，神志已清，夜寐甚安，舌苔渐化，胃不思纳，两脉细弦而滑，病已向愈，再以宣肃和中。

家苏子钱五　象贝母四钱，去心　鲜佛手三钱　小枳壳钱五　生紫菀一钱　厚朴花钱五　全栝楼五钱　真郁金钱五　鲜枇杷叶三钱　越鞠保和丸四钱，同布包　焦麦芽四钱　赤苓块四钱

柯左　十三岁，六月二十二日。

头痛，形寒身热，恶心欲吐，舌苔厚腻，两脉弦滑数。暑邪外袭，内停饮食，拟以芳香宣达。

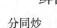

鲜佩兰钱五　鲜藿香钱五，同后下　制厚朴钱五，川连七分同炒　大腹皮三钱，洗净　焦麦芽四钱　小枳壳钱五，苦梗一钱同炒　白蔻仁钱五　赤苓皮四钱　大豆卷三钱，西秦艽二钱同炒　鲜佛手三钱　新会皮钱五　方通草钱五

太乙玉枢丹二分，酒制大黄二分，二味同研，以小胶管装好，匀两次药送下。

二诊：六月二十三日。

头痛寒热均退，恶心亦止，大便溏泄四次，舌苔未化，左脉细数，右部弦滑。余邪未清，中有饮滞，拟再以芳香疏通。

鲜佩兰钱五　鲜藿香钱五，同后下　制厚朴钱五，川连五分同炒　焦薏米四钱　赤苓四钱　大腹皮三钱，洗净　保和丸

四钱，布包　建泻二钱　大豆卷二钱　鲜佛手三钱　焦麦芽四钱　通草钱五　麸枳壳钱五

太乙玉枢丹一分，白蔻仁二分，二味同研，小胶管装好，匀两次药送下。

唐女士　十五岁，七月二十四日。

头痛，形寒身热，肌肤干涩，无汗，泛恶欲吐，腹部阵痛，舌苔垢厚，两脉细弦滑数。饮食内伤，暑邪外束，拟以芳香疏化，防其逆传。

陈香薷七分　鲜佩兰钱五　鲜藿香钱五，三味同后下　制厚朴钱五，川连七分同炒　制半夏三钱　白蔻仁钱五　大腹皮三钱，洗净　枳壳片钱五，苦梗一钱同炒　姜竹茹三钱　新会皮钱五　鲜煨姜七分　苦杏仁三钱　大豆卷三钱　焦麦芽四钱　鲜佛手三钱

太乙玉枢丹二分，研末，小胶管装好，匀两次送下。

二诊：七月二十五日。

药后得汗而诸恙均减，大便已通，小溲不畅，腹痛虽缓，气坠后重不止，舌苔未化，两脉弦滑。暑邪渐解，积滞未化，再以芳香疏通，防其转痢。

鲜藿香钱五　鲜佩兰钱五，同后下　制厚朴钱五，川连七分同炒　鲜佛手三钱　焦麦芽四钱　赤苓皮四钱　花槟榔三钱　鲜煨姜七分　生熟赤芍钱五　建泻片三钱　煨葛根七分　保和丸四钱，布包　麸枳壳二钱　木香一钱

上上落水沉香末二分，白蔻仁末二分，二味同研，胶管装好，匀两次药送下。

王左　二十八岁，七月二十三日。

呕吐泄泻，腹中阵痛，舌苔白腻，两脉细弦滑。暑湿积滞互阻中焦，亟以芳香疏通，防转下痢。

鲜佩兰钱五　鲜藿香钱五，同后下　制厚朴钱五，川连七分同炒　制苍术二钱　焦麦芽三钱　大腹皮三钱，洗净　煨姜七分　赤苓四钱　大豆卷三钱　焦楂炭三钱　鲜佛手三钱　建泻三钱　太乙玉枢丹二分，研末，匀两次姜水送下

二诊：七月二十四日。

呕吐泄泻均止，舌苔白腻而厚，胃不思纳，脘腹阵痛，小溲短少，两脉弦滑。暑邪渐解，饮浊化而未楚，再以芳香化浊。

鲜佩兰钱五　鲜藿香钱五，同后下　麸枳壳钱五　鲜佛手三钱　焦麦芽四钱　大腹皮钱五　白蔻仁钱五　赤苓皮四钱　制厚朴钱五，川连七分同炒　保和丸四钱，布包　鲜煨姜七分　建泻三钱　上上落水沉香末一分，匀两次冲服

吕右　三十七岁，七月二十二日。

头晕目胀，咳嗽心跳，汗泄甚多，夜不安寐，舌绛无苔，两脉细弦而滑。虚人伤暑，拟以轻宣清解。

薄荷细梗五分，去刺　鲜枇杷叶三钱，布包　益元散四钱，鲜荷叶一角包刺　朱茯神四钱　白蒺藜三钱，去刺　嫩前胡七分　鲜西瓜翠衣一两　川贝母三钱，去心　朱连翘三钱　苦杏仁三钱，去皮尖　鲜柠檬皮三钱　方通草钱五

二诊：七月二十四日。

汗泄止而心跳亦缓，鼻塞咳嗽，舌绛无苔，口渴思饮，两脉细弦而滑，再以前法加减。

薄荷细梗五分，后下　鲜枇杷叶五钱，布包　鲜西瓜翠衣一两　苦杏仁三钱，去皮尖　朱连翘三钱　川贝母三钱　鸡

鸣散四钱，鲜荷叶一角包刺　苏子霜钱五　嫩前胡七分　鲜芦根一两　鲜柠檬皮三钱　朱茯神三钱　鲜竹卷心三钱

夏右　二十岁，七月二十六日。

头痛身热，咽关偏左红肿哽痛，舌苔白质绛，大便不通，两脉弦滑而数。暑温食火蒸腾阳明，亟以清解化毒，佐以通腑之味。

薄荷叶五分，后下　象贝母四钱，去心　生石膏五钱，先煎　全栝楼一两，风化硝三钱同打　净连翘三钱　赤芍药钱五　甘中黄二钱　焦山栀钱五　忍冬藤一两　板蓝根三钱　紫地丁三钱　淡竹叶三十片　紫雪丹一钱，研末，匀两次冲服

柴左　六十二岁，七月二十七日。

老年表里两衰，肌肤腠理不密，舌苔白，两脉细缓，汗泄而冷，暑邪乘虚而入，拟以进退表里，调和营卫。

绵黄芪皮八钱，防风一钱同炒　制半夏三钱　嫩桑枝一两　鲜柠檬皮三钱　大豆卷二钱，粗桂枝五分同炒　淮小麦四钱　丝瓜络三钱　鲜西瓜翠衣一两　土炒白术五钱　连皮卷四钱　全当归三钱

湿温

邢左　二十一岁，九月四日，金城银行。

身热，头痛如裂，项强，一身拘挛，呕吐，大便七日未通，舌苔垢厚，两脉弦滑而数，重按无力，病甚重势将痛甚致厥，姑以金匮法加减备候，高明政定。

煨葛根一钱　姜竹茹三钱　九孔石决明一两，先煎　连

皮苓四钱　鲜佩兰钱五，后下　枯子芩钱五　紫贝齿一两，先煎　建泻片三钱，后下　鲜藿香钱五，后下　龙胆草七分　丝瓜络三钱，桑枝一两同炒　川军炭钱五，后下　香豆豉四钱，焦山栀钱五同炒　白蒺藜三钱　羚羊角尖一分，研细末，匀两次冲服

二诊：九月五日。

头痛如裂，项强身热拘挛，呕吐不止，大便八日未通，舌苔垢黄而厚，两脉弦滑而数。暑邪外袭，内停饮食。病五日逆传脊髓，幸神志尚清，亟以宣化通腑为釜底抽薪之法，备候高明指正。

煨葛根一钱　制厚朴钱五，川连七分同炒　全栝楼一两，小枳实二钱同炒　白蒺藜三钱，去刺　酒制大黄钱五，后下　香豆豉四钱，焦山栀钱五同炒　明天麻三钱，三角胡麻三钱同炒　紫贝齿一两，先煎　姜竹茹二钱　嫩前胡钱五　苦丁茶三钱，甘菊二钱同炒　苦杏仁三钱，去皮尖　新会皮钱五

羚羊角尖一分，太乙玉枢丹二分，白蔻仁末二分，三味同研细末，小胶管装，匀两次开水送下，药先服。

三诊：九月六日。

头痛略减，呕吐不止，身热不退，舌苔白质绛，两脉细弦且滑，腹部按之作痛，大便未解。伏暑湿水蕴蓄肠胃，上迫脑系，再以辛香苦绛，佐以泄化肺肝之味。

香豆豉五钱，焦山栀钱五同炒　制厚朴钱五，川连七分同炒　白蒺藜三钱，去刺　焦苡米四钱　嫩前胡钱五　姜竹茹三钱　小枳实钱五，苦梗一钱同炒　大腹皮三钱　鲜佩兰钱五，后下　新会皮钱五　佛手片三钱　方通草钱五　赤苓四钱　建泻片三钱　酒军钱五，后下

羚羊角尖一分，太乙玉枢丹二分，食盐一分，三味

同研，小胶管装，用鲜煨姜五分、佛手片三钱煎汤，匀两次送下，药先服。

四诊：九月七日。

头痛减而大便亦通，通而甚畅，呕吐不止身热依然，舌苔垢黄且厚，小溲艰涩，两脉弦滑且数。病七日，夙垢太多，伏暑蕴蒸。拟以辛香通腑，今交一候，能得热退为吉。

香豆豉五钱，焦山栀钱五同炒　制厚朴钱五，川连七分同炒　佛手片三钱　保和丸五钱。布包　赤苓皮四钱　嫩前胡钱五　全栝楼五钱，枳实钱五同炒　新会皮钱五　花槟榔三钱，杵　建泻三钱　鲜佩兰钱五，后下　姜竹茹三钱　白蒺藜三钱，去刺　焦苡米三钱　酒军钱五，后下　方通草钱五

羚羊角一分，太乙玉枢丹二分，食盐一分，三味同研细末，小胶管装，用鲜煨姜五分、佛手三钱煎汤，匀两次送下，药先服。

五诊：九月八日。

头痛减而胀大且肿，身热渐退，呕吐亦止，舌苔白腻垢厚，口渴不引饮，心中烦热，大便未能再解，汗泄只见上身，两脉细滑，小溲短少，病八日，已见转机，拟以昨法加减。

香豆豉四钱，焦山栀钱五同炒　白蒺藜三钱，去刺　朱连翘三钱　鲜枇杷叶三钱，布包　制厚朴钱五，川连七分同炒　嫩前胡钱五　全栝楼五钱，枳实钱五同炒　朱茯神四钱　保和丸五钱，布包　焦苡米三钱　鲜佩兰钱五，后下　姜竹茹三钱　苦杏仁三钱，去皮尖　益元散五钱，布包　丝瓜络三钱　白蔻仁钱五　建泻片三钱　佛手片三钱

羚羊角一分，酒军二分，二味同研细末，以小胶管装好，匀两次药送下。

六诊：九月九日。

身热较退，头痛复甚，大便两日未通之故也，舌苔黄厚质绛，两脉细滑。湿热伏暑蕴蓄肠胃，拟再以苦泄通腑。

香豆豉三钱，焦山栀钱五同炒　朱连翘三钱　紫贝齿一两，先煎　佛手片三钱　焦三仙三钱　嫩前胡钱五　全栝楼一两，小枳实钱五同炒　块滑石五钱，布包　莱菔子三钱　苦杏仁三钱，去皮尖　白蒺藜三钱，去刺　酒军钱五，后下　保和丸五钱，布包　朱赤苓四钱　建泻三钱　制厚朴钱五，川连七分同炒　白蔻仁钱五　丝瓜络二钱

七诊：九月十日。

头痛已止，身热渐退，舌苔垢厚且腻，大便通而不畅，小溲艰涩作痛，两脉细弦滑数，拟再宣化通腑。

香豆豉四钱，焦山栀钱五同炒　朱连翘二钱　块滑石五钱，布包　莱菔子三钱　制厚朴钱五，川连七分同炒　嫩前胡钱五　全栝楼一两，小枳实二钱同炒　海金砂三钱，布包　赤苓皮四钱　佛手片二钱　白蒺藜二钱，去刺　苦杏仁二钱，去皮尖　生草梢钱五　建泻片三钱　焦三仙三钱

白蔻仁二分，酒军五分，二味同研细末，小胶管装，匀两次药送下。

八诊：九月十一日。

大便屡通三次，临圊腹痛，第三次其状如利，舌苔白，嗳逆酸味，小溲艰涩不畅，身热渐退，头痛亦减。湿热蕴蓄中阻，再以芳香疏和。

鲜佩兰钱五，后下　制厚朴钱五，川连七分同炒　保和丸五钱，布包　莱菔子三钱　鲜煨姜七分　白蒺藜三钱，去刺　焦苍术二钱　块滑石五钱，布包　姜竹茹三钱　赤苓皮四钱，建泻三钱同炒　大豆卷三钱，焦山栀钱五同炒　苦杏仁三钱，去皮尖　佛手片三钱　新会皮一钱　绿茵陈三钱

白蔻仁末二分，酒军二分，太乙玉枢丹二分，三味同研细末，小胶管装，匀两次药送下。

九诊：九月十二日。

身热渐退，汗泄已至腰际，头痛已止，劳动则偶作，其势已轻，舌苔黄垢，边尖皆绛，嗳噫酸味，小溲较畅，大便未通，病十三日，正在紧要之际，拟再以泄化余热。

鲜佩兰钱五，后下　嫩前胡钱五，香青蒿钱五同炒　保和丸五钱，布包　姜竹茹二钱　全栝楼一两，鲜煨姜七分同打烂　白蒺藜三钱，去刺　制厚朴钱五，川连七分同炒　块滑石五钱，布包　苦桔梗钱五，枳实钱五同炒　赤苓皮四钱　大豆卷三钱，焦山栀钱五同炒　苦杏仁三钱，去皮尖　统车前二钱，布包　绿茵陈三钱　丝瓜络二钱

白蔻仁末二分，生熟大黄四分，二味同研细末，小胶管装，匀两次药送下。

十诊：九月十四日。

大便一次，昨日汗泄至足，身热渐退，舌苔垢厚且腻，左脉弦滑右细数且濡，小溲尚觉艰涩，病逾两候，渐见转机，拟以泄化余热，涤荡肠胃。

白蒺藜三钱，去刺　香青蒿钱五　苦杏仁三钱，去皮尖　赤苓四钱　保和丸五钱，布包　粉丹皮钱五　大豆卷三钱

白蔻仁钱五　建泻三钱　块滑石五钱，布包　霜桑叶钱五　制厚朴钱五，川连七分同炒　焦苡米三钱　方通草钱五　统车前三钱，布包　全栝楼一两，枳实钱五同炒　姜竹茹二钱　鲜煨姜七分

白蔻仁末二分，酒制大黄三分，二味同研小胶管装，匀两次药送下。

十一诊：九月十五日。

大便通而未能畅利，胃纳甚佳，眉心作痛，两足酸楚作痛，舌苔白腻浮黄且厚，小溲混浊不清，病渐向愈，诸宜小心。

白蒺藜三钱，去刺　大豆卷三钱，焦山栀钱五同炒　鲜枇杷叶三钱，布包　小枳壳钱五　焦苡米三钱　香青蒿钱五，粉丹皮钱五同炒　制厚朴钱五，川连七分同炒　保和丸五钱，布包　新会皮钱五　焦山楂三钱　霜桑叶钱五　苦杏仁三钱，去皮尖　姜竹茹三钱　全栝楼一两，枳实钱五同炒　丝瓜络三钱　绿茵陈三钱　赤苓皮四钱，建泻三钱同炒　佛手片三钱　鸡内金三钱，水炙　生草梢钱五

白蔻仁二分，生熟大黄四分，二味同研细末，小胶管装好，匀两次药送下。

十二诊：九月十六日。

大便通利甚畅，舌苔已化尖绛，两脉细弦滑数，胃纳甚佳，头部尚觉不适，再以辛泄化浊。

白蒺藜三钱，去刺　焦山栀钱五　全栝楼一两，枳实钱五同炒　厚朴花钱五，川连七分同炒　建泻片三钱　冬桑叶三钱，甘菊三钱同炒　保和丸五钱，布包　山楂炭三钱　朱茯神四钱　绿茵陈三钱　香青蒿钱五，粉丹皮钱五同炒　苦杏仁三钱，去皮

尖　珍珠母一两，先煎　焦苡米三钱　丝瓜络三钱，桑枝一两同炒　鸡内金三钱，水炙　香砂壳一钱

白蔻仁二分，生熟大黄各三分，二味同研细末，小胶管装，匀两次药送下。

十三诊：九月十八日。

表邪虽解，内热尚炽，两脉细弦滑数，手心燔灼，舌苔垢厚且腻，今日大便未通，久卧则头痛，拟再以泄化余热，轻泄肠胃。

白蒺藜三钱，去刺　鲜枇杷叶三钱，布包　全栝楼一两，枳实钱五同炒　苦杏仁三钱，去皮尖　块滑石钱五，布包　粉丹皮钱五，盐水炒　保和丸五钱，布包　肥知母钱五，盐水同炒　焦苡米三钱　绿茵陈三钱　香青蒿钱五　南花粉三钱，布包　朱茯神四钱　建泻三钱　山楂炭三钱　厚朴花钱五，川连七分同炒　焦山栀钱五

白蔻仁末二分，生熟大黄末三分，二味同研细末，小胶管装，匀两次药送下。

十四诊：九月二十日。

久卧则头部微觉不适，倚右卧则气逆上冲，有欲吐之状，舌苔白腻且厚，大便滞下甚多，两脉皆见弦滑。阳明宿垢未清，上焦之热未平，拟再以辛泄苦化。

明天麻三钱，三角胡麻三钱同炒　鲜枇杷叶三钱，布包　苦杏仁三钱，去皮尖　焦苡米三钱　焦麦芽四钱　白蒺藜三钱，去刺　保和丸五钱，布包　全栝楼一两，枳实二钱同炒　制厚朴钱五，川连七分同炒　山楂炭三钱　大豆卷三钱，焦山栀钱五同炒　香青蒿钱五，丹皮钱五同炒　肥知母钱五，盐水炒　赤苓四钱　丝瓜络三钱　生石决一两，先煎　块滑石五钱，布包　西秦艽

钱五

白蔻仁末三分，生熟大黄末各三分，二味同研细末，小胶管装，匀两次药送下。

十五诊：九月二十二日。

身热渐渐退净，两脉亦见平静，舌苔白腻浮黄尖绛，大便亦复常态，病逾三候，拟再以辛泄苦化，病已向愈，诸宜小心为要。

白蒺藜三钱，去刺　朱连翘三钱　香砂枳术丸五钱，布包　焦苍术钱五　全栝楼一两，枳壳钱五同炒　粉丹皮钱五，盐水炒　厚朴花钱五，川连七分同炒　范志曲四钱，布包　肥知母钱五，盐水炒　焦山栀钱五　香青蒿钱五　苦杏仁三钱，去皮尖　南花粉三钱，布包　珍珠母一两，先煎　块滑石五钱，布包　绿茵陈三钱　白蔻仁钱五　朱赤苓四钱　建泻片二钱　生熟谷麦芽各五钱　焦苡米二钱　生熟大黄钱二分，研细末，小胶管装，匀两次药送下。

十六诊：九月二十五日。

身热已退净，大便通而未畅，胃纳甚佳，舌苔黄尖绛，左脉细数且滑右细濡，再以泄化余热，甘和运中。

细枝川斛三钱，先煎　焦山栀钱五　肥知母钱五，盐水炒　赤苓四钱，建泻三钱同炒，朱拌　火麻仁五钱　粉丹皮钱五，盐水炒　香砂枳术丸五钱，布包　块滑石四钱，布包　焦苡米三钱　丝瓜络三钱，桑枝一两同炒　香青蒿钱五　南花粉三钱，布包　绿茵陈三钱　全栝楼一两，枳壳钱五同打　生熟谷麦芽各三钱

十七诊：九月二十八日。

舌苔已化，大便三日未通，两脉细濡且缓，神气甚

佳，两腿足酸软无力，再以泄化余热，甘润和中。

细枝川斛三钱，先煎　火麻仁三钱，松子仁三钱同炒　甜杏仁三钱，去皮尖　鸡内金三钱，水炙　粉丹皮钱五，盐水炒　香砂枳术丸五钱，布包　赤苓四钱，建泻三钱同炒　冬瓜仁一两　香青蒿钱五　南花粉三钱，布包　全栝楼一两，枳壳钱五同打　生熟谷麦芽各四钱　鲜苹果一枚，连皮去核切片

李景熙　四十一岁，二月二十日。

身热六日，头痛如掣及左耳之后，两目懒睁，咳嗽甚微，恶心，舌苔白腻浮黄质绛，一身疼痛，寐则两手抽掣，大便自泄两日之后五日未通，小溲色赤，左脉细小而滑，右弦滑而数。素嗜茶酒，外感温邪，治以清香宣化，佐以苦泄之味，明日一候能得热退为吉。

白蒺藜三钱，去刺　家苏子钱五　制厚朴钱五，川连七分同炒　苦杏仁三钱，去皮尖　建泻片三钱　省头草钱五，后下　莱菔子二钱　姜竹茹三钱　焦苡米三钱　鲜佛手三钱　嫩前胡一钱　象贝母四钱，去心　香豆豉三钱，焦山栀钱五同炒　赤苓皮四钱　真郁金钱五　鲜枇杷叶三钱，布包　西秦艽钱五　保和丸五钱，布包

白蔻仁三分，酒军二分，二味同研细末，以小胶管装，匀两次药送下。

二诊：二月二十一日。

身热略退，右足不温，左偏额上作痛昼轻夜重，舌苔黄厚，口渴，小溲色赤，身痛虽减，烦躁不舒，两脉弦滑而数，病七日。湿温挟滞，蕴蒸阳明，再以轻香宣解苦泄通腑，一候热退，最为上吉。

白蒺藜三钱，去刺　香豆豉三钱，焦山栀二钱同炒　省头

草钱五，后下　苦杏仁三钱，去皮尖　西秦艽二钱　嫩前胡钱五　全栝楼五钱，枳实二钱同打　家苏子钱五　白蔻衣钱五　丝瓜络三钱　朱连翘三钱　薄荷细枝七分，后下　莱菔子三钱　焦苡米三钱　嫩桑枝五钱　真郁金三钱　赤苓四钱　猪苓四钱　建泻三钱　方通草一两，煎汤代水

上上制厚朴三分，酒军三分，二味同研细末，以小胶管装，匀两次药送下。

三诊：二月二十二日。

身热渐退，舌苔白腻质绛尖碎而痛，得寐较安，左边头额近际入夜作痛，两足已温，大便通而不畅，小溲亦少，胸闷善怒，左脉细弦而滑，右细数而弦。酒家湿热太甚，气不疏利，拟再以分渗化湿宣达足太阳经。

白蒺藜三钱，去刺　朱连翘三钱　香砂枳术丸五钱，布包　白蔻衣钱五　猪苓四钱　省头草钱五，后下　制厚朴钱五，川连七分同炒　鲜枇杷叶三钱，布包　焦苡米三钱　建泻三钱　嫩前胡钱五，大豆卷三钱同炒　苦杏仁三钱，去皮尖　块滑石五钱，布包　赤苓四钱　真郁金钱五　栝楼皮四钱，枳壳一钱同打　鲜柠檬皮三钱　绿茵陈三钱，焦山栀钱五同炒　小木通一钱　方通草一两，煎汤代水

四诊：二月二十三日。

身热渐退，头痛减而不止，食多则其痛较甚，舌苔白滑浮黄质尖绛，大便未通，小溲渐畅，其色亦淡，胸闷善怒，左脉弦滑右细濡而数。酒家湿热留恋阳明有外泄之意，拟再以昨法加减，佐以通腑之味。

白蒺藜三钱，去刺　嫩前胡一钱，葛花五分同炒　香砂平胃丸五钱，布包　全栝楼五钱，苦楝子钱五同打　猪苓四钱　省

头草钱五，后下　朱连翘三钱　鲜枇杷叶三钱，布包　真郁金三钱　赤苓四钱　大豆卷三钱　制厚朴钱五，川连七分同炒　块滑石五钱，布包　小木通一钱　建泻三钱　焦苡米三钱　绿茵陈三钱　朱灯芯钱五　苦杏仁三钱，去皮尖　佛手三钱　枳椇子三钱

羚羊角一分，酒军三分，落水沉香一分，三味同研细末，以小胶管装，匀两次药送下。

五诊：二月二十四日。

身热将退净，大便通而不畅，舌苔黄厚且腻质绛，头额痛掣，左偏脑部，两脉弦滑，昨宵得寐甚安。表邪虽解，湿热积滞与肝胆之热互相蒸腾。拟再以轻泄苦化，佐以清解通腑之味。

白蒺藜三钱，去刺　朱连翘三钱　鲜枇杷叶三钱　小木通一钱　真郁金三钱　省头草钱五，后下　家苏子钱五　香砂平胃丸五钱，布包　朱灯芯一钱　绿茵陈三钱　葛花五分　苦杏仁三钱，去皮尖　块滑石五钱，布包　枳椇子三钱　鲜佛手三钱　白蔻仁钱五　焦苡米三钱　朱赤苓四钱　猪苓四钱　建泻三钱

落水沉香末二分，羚羊角一分，酒军三分，三味同研细末，以小胶管装，匀两次药送下。

六诊：二月二十五日。

热已退净，大便三次仍未畅利，左边后脑时觉掣痛，左脉细弦右弦滑，湿热积滞化而未楚，肝胆之热尚甚，拟再以轻泄苦降甘淡化湿。

白蒺藜三钱，去刺　鲜枇杷叶三钱，布包　肥知母钱五，盐水炒　焦苡米三钱　冬瓜子一两　粉丹皮钱五　香青蒿钱

五　香砂平胃丸五钱，布包　苦杏仁三钱，去皮尖　绿茵陈三钱　小枳实钱五　朱连翘三钱　块滑石五钱，布包　小木通一钱　白蔻衣钱五　焦山栀钱五　制厚朴钱五，川连七分同炒　全栝楼一两　朱灯芯一钱　朱赤苓四钱　建泻三钱

上上落水沉香二分，酒军三分，二味同研，以小胶管装，匀两次药送下。

张右　三十一岁，九月四日。

头痛形寒身热，咳嗽咽痒，舌苔白腻而滑，口渴思饮，胸脘痞闷，两脉弦滑而数，两腿清冷，大便滞下不畅，伤寒已逾四候。暑湿积滞蕴蓄太甚，拟以芳香宣化，病实正虚，深虑逆传致变，饮食寒暖备宜小心。

香豆豉四钱，焦山栀钱五同炒　鲜枇杷叶三钱，布包　制厚朴钱五，川连七分同炒　白蔻衣钱五　嫩前胡一钱　金沸草钱五，布包　焦苍术三钱　小枳壳一钱，苦梗七分同炒　白蒺藜三钱，去刺　制半夏三钱，粉草钱五同炒　焦苡米三钱　新会皮二钱　西秦艽钱五　花槟榔三钱　佛手三钱　赤苓皮四钱，建泻三钱同炒

二诊：九月六日。

寒热渐减，头痛且晕，咳嗽，吐痰如沫，两腿已温，口渴亦减，中脘跃动，按之作痛，舌苔滑白质绛，两脉弦，滑数。湿热积滞，蕴蓄阳明，再以宣解，疏化伤寒，重症虽见小效，不足恃也。

香豆豉四钱，焦山栀钱五同炒　鲜枇杷叶三钱，布包　制厚朴钱五，川连七分同炒　白蔻仁钱五　丝瓜络三钱　嫩前胡一钱　苦杏仁三钱，去皮尖　家苏子钱五　新会皮一钱　嫩桑枝一两　白蒺藜三钱，去刺　制半夏三钱　小枳壳一钱，栝楼

皮一两同打　大腹皮三钱，洗净　赤苓四钱　佛手三钱　焦苍术三钱　焦苡米三钱　方通草钱五　建泻三钱

三诊：九月七日。

寒热减，而头痛亦缓，咳嗽吐痰如沫，中脘跃动，舌苔白腻而滑，口淡无味，胃纳尚佳，两脉弦滑数，伤寒重病已逾四候，形气瘦弱，精神尚充，拟再以宣化上中两焦，分化湿热，病实不虚，诸宜小心。

白蒺藜三钱，去刺　制厚朴钱五，川连七分同炒　莱菔子三钱　制半夏一钱，粉草一钱同打　赤苓皮四钱　苦杏仁三钱，去皮尖　香豆豉四钱，焦山栀钱五同炒　焦苍术三钱　全栝楼五钱，小枳实二钱同炒　建泻三钱　鲜煨姜七分　嫩前胡一钱　香青蒿钱五　焦苡米三钱　花槟榔三钱　方通草钱五　白蔻仁钱五　白米一两，炒焦煎汤代水

四诊：九月九日。

寒热退而头部尚觉微痛，大便通而甚畅，咳嗽痰多，中脘跃动已止，舌苔白腻，口淡无味，两脉和缓有神。伤寒五候始解，胃中湿热，化而未净。再以辛泄，余邪调和，阳明病虽向愈，而正气太亏，由虚涉怯，意中事也。饮食寒暖，备宜小心。

白蒺藜三钱，去刺　厚朴花钱五，川连七分同炒　川贝母三钱，去心　麸枳壳一钱　生熟麦芽三钱　香青蒿钱五　鲜枇杷叶三钱，布包　苦杏仁三钱，去皮尖　香砂枳术丸五钱，布包　香稻芽一两　粉丹皮钱五，盐水炒　苏子霜钱五　焦苡米三钱　范志曲四钱　新会皮一钱　制半夏三钱，粉草一钱同炒　焦山栀钱五　白米一两，炒焦煎汤代水

张左　二十八岁，五月七日，栖凤楼一诊。

头痛，身热，舌苔垢黄而厚，质绛，两脉细弦而滑，神昏谵语，胸脯隐约红点，大便泄泻，病六日。邪已逆传阳明，势将内陷，亟以芳香宣达，希图斑疹透达为吉。

白蒺藜三钱，去刺　制厚朴钱五，川连七分同炒　净连翘三钱，朱拌　鲜枇杷叶三钱，布包　香豆豉三钱，焦山栀钱五同炒　象贝母四钱，去心　鲜芦根一两，去节　保和丸五钱，布包　嫩前胡一钱　苦杏仁三钱，去皮尖　白蔻仁钱五　鲜橘子皮三钱

香犀角二分，真郁金二分，二味同研细末，小胶管装，匀两次药送下。

二诊：五月八日。

头痛，身热，舌苔垢黄而厚且腻，质绛，神志较定，谵语亦少，两脉细弦而弱，胸脯腹部斑疹透见较多，泄泻已止，今日一候，再以昨法加减。

白蒺藜三钱，去刺　嫩前胡钱五　鲜枇杷叶三钱，布包　新会皮一钱　香豆豉五钱，鲜金斛一两同打　象贝母四钱　保和丸五钱，布包　朱茯神四钱　制厚朴钱五，川连七分同炒　苦杏仁三钱，去皮尖　鲜芦根一两，去节　朱连翘三钱

香犀角二分，白蔻仁二分，二味同研细末，小胶管装，匀两次药送下。

三诊：五月九日。

药后汗泄甚畅，舌苔黄厚，质绛，口干，满口破碎，两脉细弦而滑，大便两日未通，胸腹透见斑疹，病甚重，拟再以吴鞠通法加减。

白蒺藜三钱，去刺　制厚朴钱五，川连七分同炒　鲜枇杷

叶四钱，布包　全栝楼五钱，小枳实二钱同炒　香豆豉五钱，鲜鲜金斛一两同打　苦杏仁三钱，去皮尖　保和丸五钱，布包　朱茯神四钱　嫩前胡一钱　象贝母四钱，去心　块滑石五钱，布包　白蔻仁钱五　朱连翘三钱　焦山栀钱五　香犀角二分，研细末，匀两次冲服

四诊：五月十日。

病旬日，身热渐退，舌苔渐渐黄厚，质绛，破碎作痛，两脉细数而滑，右部微数，大便三日未通，斑疹已透，两耳蒙蔽，拟再以吴鞠通法，佐以王孟英意为治，病虽小效，尚未脱离险境。

香豆豉四钱，鲜鲜金斛一两同打　苦杏仁三钱　朱连翘三钱　白蔻衣钱五　嫩前胡钱五，焦山栀钱五同炒　全栝楼一两，风化硝五分同炒　块滑石五钱，布包　川军炭钱五，后下　制厚朴钱五，川连七分同炒　象贝母四钱　鲜枇杷叶三钱，布包　朱茯神四钱　小枳实二钱　神犀丹一丸，匀两次药送下

五诊：五月十一日。

舌苔垢黄而厚，干燥无液，质绛，破碎作痛，大便未通，两脉细弦滑数，病十一日，正在紧要之际，斑疹透见颇甚，拟再以吴鞠通法，佐以王孟英法，合而为治。

香豆豉三钱，鲜怀生地五钱，同打　酒川连七分　鲜枇杷叶三钱，布包　忍冬藤五钱　全栝楼一两，风化硝一钱同打　块滑石五钱，布包　鲜芦根一两，去节　朱连翘三钱　小枳实三钱　小木通一钱　焦山栀钱五

酒军二分，白蔻仁二分，二味同研，以小胶管装，匀两次药送下。

六诊：五月十二日。

大便一次通利甚畅，身热得汗而解，舌苔焦黄而厚，质绛，满口破碎，作痛，两脉细弦而数。病十二日，阳明湿热未化，阴液已伤，拟再以吴王两法合而为治。病虽小效，尚在紧要之际，诸宜小心。

香豆豉三钱，鲜怀生地五钱，同打　粉丹皮钱五　肥知母一钱，盐水炒　块滑石五钱，布包　朱连翘三钱　全栝楼五钱　小枳实一钱　小木通一钱　香青蒿钱五　酒川连一钱　风化硝一钱

酒军二分，白蔻仁一分，二味同研，以小胶管装，匀两次药送下。

神犀丹一丸，匀两次冲服。

七诊：五月十三日。

大便再通，甚畅，身热已退，舌苔黄厚，质绛，口干，思饮，右脉弦滑，左细濡。病十三日，斑疹渐退，温邪湿热尚未清楚，拟再以前法加减。病虽小效，诸宜小心。

粉丹皮钱五　香青蒿五钱　肥知母钱五，盐水炒　鲜枇杷叶三钱，布包　焦山栀钱五　朱连翘三钱　块滑石三钱，布包　保和丸五钱，布包　朱茯神四钱　全栝楼五钱　风化硝钱五　小木通一钱　绿茵陈三钱　建泻三钱

酒军二分，白蔻仁一分，二味同研，以小胶管装，匀两次药送下。

八诊：五月十四日。

大便今日未通，表邪虽退，内热甚炽，舌苔白浮黄，质绛，口干思饮，两脉细弦而数，病十四日，再以

轻泄阳明，恐其便下有血，幸勿轻视。

鲜金斛一两，香豆豉三钱同炒　全栝楼一两，风化硝二钱同炒　小木通一钱　焦山栀钱五　粉丹皮钱五，香青蒿钱五同炒　肥知母二钱，盐水炒　鲜枇杷叶三钱，布包　朱茯神四钱　朱连翘三钱　块滑石五钱，布包　保和丸五钱，布包　建泻三钱

酒军二分，白蔻仁一分，二味同研，以小胶管装，匀两次药送下。

九诊：五月十六日。

大便又通三次，胃纳已开，舌苔白，质绛，渴饮已止，两脉细弦而滑，病经两候而解，渐渐转入佳境，再以泄化余邪，甘和中焦，饮食寒暖千万小心。

细枝川斛三钱，先煎　香砂枳术丸五钱，布包　生熟谷麦芽各五钱　新会皮一钱　香青蒿钱五　南花粉三钱，布包　生熟苡米各三钱　冬瓜子一两　粉丹皮钱五　范志曲四钱　连皮苓四钱　焦山栀钱五　块滑石五钱，布包

十诊：五月十四日。

身热已退净，舌苔白腻，质绛，两脉细弱而数，病已向愈，余邪未清，胃阴重伤，拟再以甘和清热，宜乎休养静摄。

细枝川斛三钱，先煎　香砂枳术丸五钱，布包　连皮苓四钱　块滑石钱五，布包　粉丹皮钱五，盐水炒　南花粉三钱，布包　冬瓜子一两　绿茵陈三钱　香青蒿钱五　范志曲四钱，布包　焦山栀钱五　生熟谷麦芽各五钱

宋少爷　四岁，九月二十七日，取灯胡同。

身热七八日，其势颇壮，中脘胀满，大便滞泄，神昏谵语，两脉细弦，滑数。伏暑秋发，饮食停滞，湿温

重症。故以芳香疏解，以得畅汗为吉，深虑逆传入脑，幸勿轻视，备候高明政定。

鲜佩兰钱五，后下　嫩前胡一钱　小枳壳钱五　新会皮钱五　鲜藿香钱五，后下　煨葛根一钱　焦麦芽四钱　山楂炭三钱　香豆豉三钱，焦山栀钱五同炒　制厚朴钱五，川连七分同炒　保和丸五钱，布包　赤苓四钱　陈香薷五分，后下　方通草钱五

二诊：九月二十八日。

身热略退，汗泄未畅，啼哭无泪，舌苔黄厚，大便通而为畅，神昏嗜卧，谵语已无，两脉细弱且数，按之无力，伏暑挟滞，为寒凉所迫，逆传入里，拟再以芳香宣达，仍以畅汗透达不吉。

鲜佩兰钱五，后下　嫩前胡一钱　全栝楼五钱，小枳实钱五同打　莱菔子二钱　鲜藿香钱五，后下　制厚朴钱五，川连七分同炒　山楂炭三钱　川军炭钱五，后下　香豆豉四钱，焦山栀钱五同炒　陈香薷五分，后下　焦麦芽四钱　方通草钱五　琥珀抱龙丸一丸，匀两次药化服

三诊：九月二十九日。

身热烦躁，无汗啼哭，无泪叫号不宁，大便一次通而甚畅，两脉细弦而涩，中脘按之作痛，舌苔白质绛。伏暑秋发，湿温重症，为寒凉所迫。病旬日，欲汗不出，势将逆传。再以宣化表里，幸勿轻视。

鲜佩兰钱五　嫩前胡一钱　象贝母四钱　栝楼皮五钱，枳壳钱五同炒　鲜藿香钱五，后下　陈香薷五分，后下　鲜枇杷叶三钱，布包　山楂炭三钱　香豆豉四钱，焦山栀钱五同炒　苦杏仁三钱，去皮尖　保和丸五钱，布包　丝瓜络三钱，桑枝钱五

同炒　制厚朴钱五，川连七分同炒　方通草钱五　焦麦芽三钱

香犀角一分，琥珀抱龙丸一丸，二味同研细，匀两次化服。

四诊：十月二日。

身热渐退，啼哭已有泪，神志虽清，言语重复，大便只见一次，舌苔垢黄而厚，夜间谵语，叫号已止，表邪渐解，积滞太多，再以芳香疏解，饮食寒暖千万小心。

鲜佩兰钱五　嫩前胡一钱　家苏子钱五，莱菔子二钱同炒　鲜枇杷叶三钱，布包　新会皮钱五　鲜藿香钱五，后下　制厚朴钱五，川连七分同炒　山楂炭三钱　保和丸五钱，布包　佛手片三钱　香豆豉三钱　苦杏仁三钱，去皮　白蔻仁钱五　姜竹茹三钱　方通草钱五　象贝母四钱，去心　琥珀抱龙丸一丸，匀两次药化服

五诊：十月三日。

大便又通一次，畅而且多，臭味甚重，身热渐退，啼哭已有泪，舌苔垢黄而厚，神志已清，两脉细弦滑数，夜间谵语渐除，病虽见效，肠胃停滞尚多，再以芳香疏解，饮食寒暖千万小心。

鲜佩兰钱五　嫩前胡一钱　保和丸五钱，布包　新会皮钱五　鲜藿香钱五　制厚朴钱五，川连七分同炒　鲜枇杷叶三钱，布包　焦麦芽四钱　香豆豉四钱，焦山栀一钱同炒　苦杏仁三钱，去皮尖　家苏子钱五，莱菔子三钱同炒　川军炭钱五，后下　姜竹茹三钱　象贝母四钱，去心　冬瓜子一两　琥珀抱龙丸一丸，匀两次药冲服

六诊：十月四日。

大便又通一次，其味甚重，畅而且多，腹部按之已软，身热不退，遍体作痒，舌苔垢黄而厚，两脉细弦而濡，谵语已除，咳嗽有痰，再以芳香宣化，肃降肺胃。病虽渐渐见效，停滞尚多，饮食寒暖千万注意，不可以小效而忽之也。

鲜佩兰钱五，后下　象贝母四钱，去心　鲜枇杷叶三钱　莱菔子三钱　香豆豉四钱，焦山栀钱五同炒　苦杏仁三钱，去皮尖　保和丸五钱，布包　焦麦芽四钱　嫩前胡一钱　制厚朴钱五，川连七分同炒　家苏子钱五　新会皮钱五　山楂炭三钱　赤苓皮四钱　泽泻片三钱　白鲜皮三钱　琥珀抱龙丸一丸，匀两次药冲服

七诊：十月六日。

身热虽退，两脉细弦滑数，咳嗽声重，痰多，舌苔黄而厚，遍体作痒，病虽见效，伏暑蕴伏，肺胃宿积，尚未清楚，而正气已虚，再以清肃肺胃，涤荡宿垢，饮食寒暖，千万小心。

嫩前胡一钱　鲜枇杷叶四钱　鸡内金三钱，水炙　赤苓四钱　方通草五钱　生紫菀七分　保和丸五钱，布包　白苏子三钱　焦麦芽四钱　建泻三钱　家苏子钱五　莱菔子二钱　厚朴花钱五，川连七分同炒　炙陈皮五钱　栝楼皮五钱，枳壳一钱同炒　琥珀抱龙丸一丸，匀两次药冲服

八诊：十月八日。

咳嗽阵作，声重痰多，身热已退净，舌苔白腻而厚，神烦滋煎，两脉细弦而数。病实正虚，宿积未清，再以清肃泄降，病虽见效，饮食寒暖千万小心。

嫩前胡一钱　家苏子钱五　鲜枇杷叶三钱　鸡内金三

钱，水炙　冬瓜子一两　生紫菀一钱　川贝母二钱，去心　保和丸五钱，布包　焦麦芽四钱　建泻三钱　粉丹皮钱五，香青蒿钱五同炒　姜竹茹三钱　生海石四钱，先煎　朱赤苓四钱　鲜梨皮一个，洗净　琥珀抱龙丸一丸，匀两次药化服

九诊：十月十日。

身热已退，咳嗽痰多，甚则泛恶，舌苔白，神烦滋煎，烦倦无力，两脉细弦滑数，拟以肃降肺胃。病虽向愈，诸宜小心。

生紫菀一钱　鲜枇杷叶三钱　厚朴花钱五，川连七分同炒　小枳壳钱五，苦梗一钱同炒　家苏子钱五，莱菔子二钱同炒　保和丸五钱，布包　姜竹茹二钱　生海石五钱，先煎　川贝母二钱，去心　制半夏三钱　新会皮钱五　橘子络钱五　苦杏仁三钱，去皮尖　佛手片二钱　焦苡米三钱　冬瓜子一两

温　病

周右　十二岁，一月四日。

头晕身热，烦倦无力，微有咳嗽，胸脘作痛，舌苔白腻而厚，两脉弦滑而数。风温上犯，内伤饮食，亟以轻香分化，药后不可以风。

薄荷叶五分，后下　朱连翘三钱　鲜枇杷叶三钱，布包　炒麦芽四钱　嫩前胡一钱　忍冬藤五钱　保和丸四钱，布包　小枳谷钱五　苦梗七分　象贝母四钱，去心　苦杏仁三钱，去皮尖　莱菔子三钱，布包　冬瓜子一两　方通草钱五　丝瓜络三钱

二诊：一月六日。

身热渐退，咳嗽，胸脘作痛，舌苔厚腻，大便未通，夜寐不安，时有谵语，两脉弦滑而数。风温挟滞，有逆传之象。拟再以辛凉通腑，宜乎避风慎口。

薄荷叶五分，后下　全栝楼一两，枳壳钱五同打　真郁金二钱　紫贝齿一两，先煎　嫩前胡七分　苦杏仁三钱，去皮尖　鲜枇杷叶三钱，布包　忍冬藤五钱　朱连翘三钱　象贝母四钱，去心　嫩钩钩四钱，后下　家苏子钱五，莱菔子三钱同打　酒军五分，后下　琥珀抱龙丸一丸，匀两次冲服

唐左　九岁，一月五日。

身热咳嗽，咽关红肿，哽痛，两项有核，舌苔垢厚而腻，两脉细弦滑数，禀质薄弱。痰浊蕴蓄肺胃，风温上犯。拟以辛凉宣解，生冷荤腥之味宜忌。

薄荷叶五分，后下　连翘三钱　赤芍药二钱　冬瓜子一两　嫩前胡一钱　忍冬藤五钱　山慈姑三钱　夏枯草钱五　象贝母四钱，去心　家苏子钱五，莱菔子三钱同打　栝楼皮四钱，枳壳钱五同打　盐青果二枚　苦杏仁三钱，去皮尖　生熟麦芽各三钱

二诊：一月七日。

身热退而未净，昼轻夜重，咽痛咳嗽均愈，而结核未消，舌苔厚，大便未通，两脉细弦滑，温邪与痰互阻肺胃，再以前法加减。

薄荷叶五分，后下　家苏子钱五　连翘三钱　全栝楼五钱，小枳实钱五同打　嫩前胡七分　白芥子五分，焙　忍冬藤五钱　山慈姑三钱　象贝母四钱，去心　莱菔子五钱　赤芍钱五　蒲公英三钱　夏枯草钱五　枯子芩钱五　生熟麦芽各三钱　保和丸四钱，布包

赵小孩 二岁，一月十九日。

身热咳嗽，气窒且促，痰不易咯，舌绛，啼哭无泪，神气烦倦，大便滞下，两脉细数，病十余日。肺脏窒塞，气管炎肿，其势甚重，亟以宣化通络，防其惊搐致厥。

嫩前胡钱五　莱菔子钱五，同打　嫩钩钩二钱，后下　生海石五钱，先煎　家苏子钱五　鲜枇杷叶三钱，同打　陈胆星三钱　生蛤壳五钱，先煎　象贝母四钱，去心　鲜橘皮三钱，去白　山慈姑三钱　栝楼皮三钱，枳实钱五同打　方通草钱五　琥珀抱龙丸一丸，匀两次药送下

二诊：一月二十日。

身热乍轻乍重，气窒虽松，喘逆不平，啼哭渐渐有泪，神昏嗜卧，大便滞下色青，舌苔白，质绛。两脉急数，病虽小效，尚在变化之中，拟再以宣化通络，肃降化痰。

嫩前胡一钱　家苏子钱五　莱菔子二钱，布包　嫩钩钩三钱，后下　黛蛤散钱五，布包　牛蒡子七分　山慈姑三钱　陈胆星二钱　全栝楼五钱，枳壳钱五同打　象贝母四钱　鲜橘皮三钱，去心　朱连翘三钱　冬瓜子一两　鲜竹沥五钱，加生姜汁一二滴，匀两次冲服　琥珀抱龙丸一丸，匀两次药送下

三诊：一月二十二日。

身热已退，气窒喘逆渐平，神气亦复，两脉细数，大便通畅，温邪虽解，肺管炎肿不消，且有停饮，病见小效，尚不足恃，拟再以肃降化痰。

嫩前胡七分　家苏子钱五，莱菔子钱五，布包　陈胆星三钱　焦麦芽四钱　生紫菀钱五　黛蛤散四钱　天竺黄钱五

鲜橘皮三钱，去白　鲜枇杷叶二钱，布包　保和丸四钱，布包　朱连翘三钱　小枳壳一钱　鲜竹沥五钱，加生姜汁少许，匀两次冲服

靳右　三十七岁，一月八日。

头晕形寒，身热呕吐，咽关红肿发干，且有白腐，一身抽痛，舌苔粉绛，大便秘结，两脉细弦滑数。营虚之体，温邪上犯，逆传肺胃，其势甚重，亟以清解化毒，防转白喉。

薄荷叶五分，后下　川贝母三钱，去心　甘中黄三钱　怀牛膝三钱　水炒竹茹三钱　鲜金斛一两，先煎　连翘三钱　板蓝根三钱　赤芍二钱　鲜枇杷叶三钱，布包　京玄参三钱，盐水炒　忍冬藤五钱　真郁金三钱　全栝楼五钱

香犀角一分，紫雪丹五分，二味同研，匀两次冲服。

二诊：一月十一日。

表邪已解，咽关红肿，白腐均退，头痛阵作，中脘发热，胃不思纳，大便通而不畅，两脉弦滑。温邪渐解，余热未清，拟再以清泄通腑。

薄荷细梗五分，后下　鲜枇杷叶四钱，布包　全栝楼一两，枳壳一钱同打　粉丹皮二钱，盐水炒　鲜芦根一两，去节　真郁金钱五　青蒿梗一钱　鲜竹茹三钱　朱连翘三钱　霜桑叶二钱　忍冬藤五钱　方通草钱五

香犀角一分，紫雪丹五分，二味同研，匀两次冲服。

王右　二十五岁，一月十一日。

头痛形寒，身热咳嗽，右肋作痛，左脉细弱，右部

弦滑而数，自乳一年有余。外感风温，内停饮水，拟以宣化表里。

白蒺藜三钱，去刺　旋覆花二钱　新绛屑钱五　薄荷叶五分，后下　鲜枇杷叶三钱，布包　苦杏仁三钱，去皮尖　嫩前胡钱五　家苏子钱五　象贝母四钱，去心　大豆卷三钱　青葱须三钱　方通草钱五

上上落水沉香末一分，真琥珀末二分，二味同研，装胶管，匀两次送下。

二诊：一月十三日。

头痛寒热已解，右肋疼痛减而不止，气分短促，咳嗽甚微，两脉细弦而滑，再以轻扬化水。

薄荷叶五分，后下　鲜枇杷叶三钱，布包　苦杏仁三钱，去皮尖　青葱须三钱，酒洗　嫩前胡七分　旋覆花二钱，布包　新绛屑钱五　香橼皮钱五　苏子霜钱五　制半夏三钱　赤芍药钱五　青皮钱五　大腹皮三钱

落水沉香末一分，琥珀末二分，二味同研，装胶管，匀两次送下。

三诊：一月十四日。

右肋疼痛将愈，胸闷不舒，腹痛心跳，舌苔白，两脉弦滑而细。饮水中阻，旁支两肋，再以宣痹化水。

全栝楼五钱，薤白头四钱同打　苦杏仁三钱，去皮尖　生紫菀一钱　制香附三钱　旋覆花二钱，越鞠保和丸四钱，同包　制半夏三钱　香橼皮钱五　青葱须一钱，酒洗　粉草一钱　新绛屑钱五　赤苓四钱

落水沉香一分，琥珀末二分，二味同研，装胶管，匀两次送下。

郑右 三十六岁，一月十三日。

身热三日，咽关偏左红肿作痛，左肋与背部制痛，引及腰部皆痛，舌苔白，质绛，大便干结，两脉细弦滑数。风温上犯，气水互阻，拟以清泻分利，佐以调气之味。

薄荷叶五分，后下　真郁金钱五　净连翘三钱　丝瓜络三钱　白蒺藜三钱，去刺　赤芍药钱五，青皮一钱同炒　忍冬藤四钱　盐青果二枚　旋覆花钱五，布包　鲜金斛五钱，家苏子钱五同打　全栝楼五钱，苦楝子钱五同打　青黛拌灯芯一钱　方通草钱五　真新绛屑钱五

二诊：一月十五日。

身热退而咽痛亦止，后背与胃脘偏右，作痛减而不已，夜不成寐，舌苔白，质绛，两脉细弦滑，温邪渐解，气水不化，再以轻泄分化。

薄荷叶五分，后下　旋覆花二钱，布包　姜竹茹三钱　方通草钱五　净连翘三钱　栝楼皮五钱，枳壳钱五同打　鲜佛手三钱　丝瓜络三钱　忍冬藤三钱　赤芍药钱五　青皮一钱　真新绛屑钱五　嫩桑枝五钱　薤白头四分，研末，装胶管，匀两次药送下

左先生 三十八岁，一月二十四日。

身热颇壮，头面红肿且痛，舌苔糙黄，口干思饮，溲赤便结，入夜谵语，两脉洪数，病五日。大头瘟重症，势将逆传，亟以清解化毒，通降阳明。

薄荷叶五分，后下　赤芍药二钱　板蓝根三钱　全栝楼一两，枳实二钱同打　净连翘五钱　焦山栀三钱　甘中黄三钱　酒川军三钱，风化硝二钱同后下　忍冬藤一两　生石膏一两，研

先煎　紫地丁三钱　鲜金斛一两，先煎　鲜芦根一两，去节　竹叶一钱　羚羊角二分，研细末，装胶管，匀两次药送下。

二诊：一月二十六日。

身热渐退，头面肿痛渐减，大便通而干结，不畅，小溲短赤，谵语虽止，烦躁不寐，头痛仍剧，舌苔糙厚而黄，口渴引饮，两脉滑数。病虽小效而温毒正炽，仍虑逆传，再以生津清温，通降阳明。

鲜金斛一两，先煎　连翘五钱　板蓝板三钱　紫草二钱　生石膏二两，研末先煎　忍冬藤一两　甘中黄三钱　酒军三钱，后下　全栝楼一两，风化硝三钱同打　焦山栀三钱　蒲公英三钱　赤芍二钱　鲜竹叶二钱　肥知母三钱　羚羊角三分，研细末，装胶管，匀两次药送下

泄泻

王左　六十七岁，四月十九日。

大便泄泻，嗳噫泛恶，胸闷不舒，中脘嘈杂。老年中气已衰，脾胃两惫，拟以辛温和中，甘润疏化，所谓中气不足，溲便为之变也。

淡吴萸钱五，川连七分同炒　香砂六君子丸四钱，范志曲三钱，同布包　生熟苡米各三钱　生熟谷麦芽各三钱　淡干姜七分　连皮苓四钱　香橼皮钱五　淡附中一钱，盐水炒　北秫米一两，布包　玫瑰花七分　大红枣七枚　潞党参五钱，枳壳一钱、白米三钱同炒　饴糖五钱，以上二味煎汤代水

二诊：四月二十二日。

大便渐转溏薄，嗳噫已止，中心烦热，热则不能

食，口干舌燥，两脉细弱无力，脾胃两惫，神气先衰，拟以温和摄纳，佐以补中之味。

淡附片七分，盐水炒　香砂六君子丸五钱　范志曲四钱　北秫米一两，三味同布包　玫瑰花五分　姜竹茹三钱　生熟谷麦芽各三钱　淡吴萸钱五，川连七分同炒　大红枣十枚　淡干姜七分　连皮苓四钱　鸡内金三钱，水炙　饴糖五钱　潞党参五钱，枳壳一钱同炒，二味煎汤代水

上上紫油肉桂一分，上上川连二分，淡干姜二分，三味同研细，以小胶管装好，空心匀两次淡盐水送下。

三诊：四月二十六日。

屡进温和，摄纳，中心烦热已止，大便亦畅，挟滞而下，舌苔浮黄质绛，两脉细弱无力，再以前法加减，病虽向愈，高年气营两亏，诸宜小心。

淡附片一钱，盐水炒　香砂六君子丸五钱　范志曲四钱，同布包　连皮苓四钱　生熟谷麦芽各三钱　淡吴萸钱五，川连七分同炒　鸡内金三钱　大红枣七枚　淡干姜一钱　玫瑰花五分，去蒂　北秫米一两，布包　建莲肉三钱，炒焦　潞党参五钱，白米三钱、枳壳一钱同炒　饴糖五钱，二味煎汤代水

上上紫油肉桂一分，上上川连二分，淡干姜二分，三味同研细末，以小胶管装好，匀两次淡盐水空心送下。

刘右　四十三岁，四月二十日。

左脉细弦而滑，右部细弦，舌苔白腻，两胁与胃脘皆痛，呕吐食水，其味酸而发热，大便艰涩，胃病已久，且有嗜好，拟以先治中焦，病已深矣，治之非易也。

旋覆花钱五　代赭石一两　附子理中丸五钱，三味同布包　淡吴萸一钱，川连七分同炒　全栝楼五钱，苦楝子钱五同炒　淡干姜七分　郁李仁三钱，黑沉香三分同打炒　赤苓四钱　新绛屑钱五　鸡内金三钱　姜竹茹三钱　陈廪米五钱，炒焦煎汤代水

顾左　二十岁，六月十八日。

泄泻颇甚，腹胀且痛，舌苔白腻，两脉细濡。饮食失调，寒伤肠胃，势将转痢，亟以芳香分利，生冷宜忌。

鲜佩兰二钱，后下　制厚朴钱五，川连七分同炒　花槟榔三钱　木香梗一钱　煨葛根一钱　焦苍术三钱　保和丸四钱，布包　枳壳片钱五，炒　鲜藿香钱五，后下　鲜煨姜七分　焦麦芽四钱　赤苓皮四钱　生熟赤芍各钱五，青皮一钱同炒　建泻片三钱

白蔻仁二分，落水沉香二分，二味同研细末，匀两次药送下。

二诊：六月二十二日。

泄滞并下次数已减，腹痛后重亦除，舌苔白腻而厚，两脉细弦而濡。饮滞化而未净，拟再以升阳和中，推荡宿垢，饮食小心。

煨葛根一钱　焦苍术三钱　焦麦芽四钱　木香梗一钱　制厚朴钱五，川连七分同炒　保和丸五钱，布包　鸡内金三钱　枳壳片钱五　鲜煨姜一钱　花槟榔三钱　香砂仁钱五　赤苓皮四钱　新会皮钱五　建泻片三钱

孙左　六十八岁，八月二十三日。

左脉滑大而数，按之无力，右部细弦而涩，大便溏

泄，昼夜五六次，小溲短少，非大便时不通，肛门气坠，饮食减少。老年人气亏，湿热下注，拟以升其不足、泄其有余。

绿升麻七分，川连七分同炒　土炒白术四钱　扁豆衣三钱　干荷梗尺许　煨葛根一钱　淡吴萸钱五，盐水炒　焦苡米四钱　大腹皮三钱，洗净　枯芩炭钱五　炮姜炭七分　连皮苓一两　生熟赤芍各钱五　香砂六君子丸五钱　建泻片二钱　全当归三钱

二诊：八月二十六日。

药后泄泻渐减，饮食亦增，气坠脱肛，舌苔白腻，左脉虚大右部细濡。老年人气营两亏，湿热下注。前法小效，拟再以升其不足，调和中下两焦。

绿升麻一钱，川连七分同炒　淡吴萸钱五，盐水炒　炮姜炭七分　范志曲四钱，布包　煨葛根一钱　土炒白术三钱　扁豆衣三钱　干荷梗尺许　枯芩炭钱五　连皮苓四钱　建泻三钱　焦苡米一两　潞党参五钱，白米三钱同炒透　粉甘草一钱　全当归三钱

痢疾

王左　六岁，五月二十二日。

赤白下痢，里急后重，腹痛颇剧，得食泛恶，舌苔黄腻质绛，下颔清冷，两脉细弱且数，病八九日，其势甚重，噤口已成，将转慢脾，亟以升阳和中，佐以温脾之味，幸勿轻视，备候高明政定。

煨葛根一钱　淡吴萸钱五，川连七分同炒　焦白术三钱

焦苡米三钱　淡附片一钱，盐水炒　淡干姜七分　焦稻芽一两　连皮苓四钱　香砂枳术丸四钱，布包　马齿苋三钱　白蔻衣钱五　炮姜炭一钱

淡吴萸四钱，研细末，以米醋调敷两足心。

二诊：五月二十三日。

药后恶心已止，赤白下痢与腹痛均减，舌苔黄腻，下颔清冷，两脉细弱且数，昨服升阳，和中，既效毋庸更张可也。

煨葛根一钱　淡吴萸钱五，川连七分同炒　贯众炭三钱　连皮苓四钱　淡附片钱五，盐水炒　淡干姜一钱　炮姜炭一钱　焦苡米三钱　香砂枳术丸四钱，布包　焦白术三钱　焦稻芽一两　马齿苋三钱　大红枣七枚　伏龙肝二两，煎汤代水

淡吴萸四钱敷法如前。

三诊：五月三十一日。

据述大便已见粪滞，腹痛艰涩难下，阵阵咳嗽口干，拟再以悬拟一方试予服之。

煨葛根一钱　鲜枇杷叶三钱　香砂枳术丸四钱　南花粉三钱，三味同布包　淡吴萸钱五，川连七分同炒　焦苡米三钱　生紫菀一钱　连皮苓四钱　马齿苋三钱　川贝母二钱，去心　生熟赤芍各三钱　扁豆花三钱

周小孩　六岁，五月六日，椿树上三条，一诊。

寒热阵作，腹痛赤白下痢，气坠后重，舌苔白腻，两脉细弱而数，按之无力。疹后余热留恋少阳，食滞伤及肠胃，姑以表里两治，分化和中。病甚重，幸勿轻视。

煨葛根一钱　赤小豆三钱　焦苡米四钱　马齿苋三钱

生熟赤芍二钱　生熟麦芽各四钱　香连丸三钱，布包　连皮苓四钱　全当归三钱　焦山楂三钱　苦杏仁三钱，去皮尖　建泻三钱　上上落水沉香一分，研细末，匀两次冲服

二诊：五月八日。

疹后失调，余毒逆传少阳阳明，上犯太阴，咳嗽，两耳流脓，赤白下痢，里急后重，舌苔白腻而厚，病延数日，再以升阳温化以觇其后。

煨葛根七分　香连丸三钱，布包　焦山楂三钱　当归身三钱　建泻片三钱　生熟赤芍各二钱，淡吴萸五分同炒　马齿苋二钱　焦苡米三钱　赤小豆三钱　冬瓜子一两　生熟麦芽各三钱　炮姜炭七分　赤苓皮四钱　苦杏仁三钱，去皮尖

上上落水沉香末一分，陈金汁二两，匀两次冲服。

三诊：五月十日。

下痢已止，后重亦除，大便两次干结而多，舌苔垢厚且腻，口疮唇燥，两脉细弦而数。病已转机而余毒未清，两耳脓水渐净，拟再以清泄阳明，分渗化湿。

煨葛根五分　全当归须三钱　焦麦芽四钱　象贝母四钱，去心　方通草钱五　生熟赤芍各二钱　益元散四钱，布包　炒银花三钱　赤苓皮四钱　赤小豆三钱　保和丸四钱，布包　净连翘三钱　冬瓜子一两

上上落水沉香末一分，陈金汁二分，匀两次冲服。

四诊：五月十一日。

宗前法去落水沉香、煨葛根，加治咳嗽药，服数帖而愈。

林太太　三十二岁，五月二十五日，南所胡同。

禀质虚弱，经停一年有余，近因感受时邪，腹痛气

坠，大便由泄转痢，舌苔黄厚，两脉细弦而弱。虚人实病，治之非易，故以升阳和中。

煨葛根五分　全当归二钱　马齿苋三钱　贯众炭三钱　大豆卷三钱　扁豆衣三钱　香连丸三钱，布包　荷叶炭三钱　赤小豆三钱　料豆衣三钱　沉香屑三分　藕节炭三钱

生熟赤芍各三钱　生熟谷麦芽各四钱

二诊：五月二十六日。

下痢不止，赤多白少，腹痛气坠后重，舌苔渐化，胃不思纳，渴饮不已，头晕，左脉弦滑，拟再以升阳和中。

煨葛根一钱　扁豆衣三钱　枯子芩三钱　生熟谷麦芽各四钱　赤小豆三钱　马齿苋三钱　贯众炭三钱　生熟赤芍各三钱　全当归三钱　香连丸三钱，布包　沉香屑五分　赤苓四钱，建泻三钱，同布包

三诊：五月二十九日。

下痢渐减，已见粪滞，赤少白多，临圊腹痛气坠，小溲色赤，舌苔白腻浮黄而厚，拟再以升阳和中。

煨葛根五分　马齿苋三钱　沉香屑五分　荷叶炭三钱　丝瓜络三钱　赤小豆三钱，全当归三钱同炒　枯子芩钱五　生熟谷麦芽各三钱　藕节炭三钱　香连丸三钱，布包　贯众炭三钱　焦苡米三钱　槟榔炭三钱

唐孙少爷　五岁，五月三十日，东四五条。

身热大便挟痢而下，舌苔白腻而厚，腹痛气坠，亟以升降疏通。

大豆卷三钱　生熟赤芍各三钱　马齿苋三钱　连翘三钱　煨葛根七分　生熟麦芽各三钱　焦山楂三钱　干荷叶三钱

保和丸四钱，布包　花槟榔三钱，杵　鸡内金三钱，水炙

二诊：五月三十一日

下痢其色杂而粘稠，舌苔黄质绛，昨宵身热，拟以分利疏化，不思饮食，殊为可虑。

大豆卷三钱，焦山栀一两同炒　香连丸钱五　范志曲四钱，二味同布包　生熟赤芍各二钱　赤苓皮四钱　煨葛根五钱　生熟麦芽各三钱　建泻片三钱　香青蒿钱五　马齿苋三钱　生熟谷芽各三钱　山楂炭三钱　上上落水沉香一分，研细末，匀两次冲服

三诊：六月四日。

下痢渐减，手心灼热，身热已退，两脉细弱无力。禀质虚而积滞太甚，拟以补其不足、泄其有余。

煨葛根一钱　全当归三钱　范志曲四钱，布包　生熟赤芍各二钱　赤小豆三钱　香连丸三钱，布包　马齿苋三钱　生熟麦芽各三钱　新会皮一钱　生熟苡米各三钱　焦山楂三钱　赤苓皮四钱，建泻三钱同炒

四诊：六月七日。

下痢减而不止，里急后重，舌苔白，两脉细濡，拟再以升阳和胃。

煨葛根七分　香连丸钱五，布包　槟榔炭三钱　赤苓四钱，建泻片三钱同炒　赤小豆三钱　枯子芩钱五　马齿苋三钱　扁豆衣三钱　全当归三钱　苍术炭三钱　生熟谷芽三钱　丝瓜络三钱　上上落水沉香一分，研细末，匀两次药送下

五诊：六月九日。

下痢已止，后重亦除，舌苔白，胃纳不佳，两脉细濡。痢后肠胃重伤，拟再以调和阳明以善其后，饮食仍

宣慎之。

香砂平胃丸四钱，布包　鸡内金三钱，水炙　佛手片三钱　建泻片三钱　范志曲四钱，布包　生熟麦芽各三钱　小枳壳一钱　香砂仁一钱　厚朴花钱五　生白术三钱　连皮苓四钱

疟疾

陈左　三十四岁，十月二十三日。

疟疾月余，发无定时，左胁下跃动上掣人迎，头晕汗泄，其状欲厥，舌苔白浮黄，两脉弦滑。伏邪湿热，饥饱劳倦伤及少阳阳明，姑先和解安胃，防增呕吐呃逆。

竹柴胡七分，水炙　制半夏三钱，粉草一钱同炒　代赭石一两，布包先煎　焦苡米三钱　建泻三钱　枯子芩一两　旋覆花二钱，布包　姜竹菇三钱　焦苍术三钱　香青蒿钱五　香砂平胃丸四钱，布包　苦杏仁三钱，去皮尖　朱赤苓四钱　上上神朴二分，研细末，匀两次冲服

二诊：十月二十四日。

药后疟疾未发，而汗泄甚畅，左胁下跃动上掣之势亦减，呕吐，大便未解，左脉细弦而弱，右部细滑，微有咳嗽吐痰，拟再以昨法加减。

竹柴胡一钱　制半夏三钱，粉草一钱同炒　鲜枇杷叶三钱　旋覆花二钱　香砂平胃丸四钱，三味同研布包　新绛屑钱五　枯子芩钱五　鲜煨姜七分　顶头赭石一两，布包先煎　香青蒿钱五　姜竹茹二钱　焦苍术三钱　赤苓四钱　建泻三钱

上上神朴二分，酒军二分，二味同研，匀两次

冲服。

三诊：十月二十五日。

昨晡寒热又作，得汗始解，矢气通而大便干结，气逆作呛，左胁下因咳作痛，胸脘闷胀，左脉细弦右弦滑。湿热暑寒潜伏少阳阳明，拟再以和解化湿通导阳明。

大豆卷三钱　青蒿梗钱五　真郁金钱五　旋覆花二钱　香砂平胃丸五钱　鲜枇杷叶三钱，三味同研布包　竹柴胡一钱　制半夏三钱，粉草一钱同炒　家苏子钱五　枯子芩钱五　鲜煨姜七分，川连七分同炒　真新绛屑钱五　赤苓四钱　建泻三钱

上上神朴二分，上上落水沉香一分，酒军二分，三味同研，以小胶管装，匀两次药送下。

四诊：十月二十六日。

昨晡塞热未作，大便干结，口渴思饮，饮已胸膺不舒，食后泛恶，左脉细弱而涩，右弦滑。伏暑饮水互阻阳明，再以辛泻宣化通导手足阳明。

白蒺藜三钱，去刺　制半夏三钱，川连七分同炒　姜竹茹三钱　旋覆花二钱　香砂平胃丸五钱　鲜枇杷叶三钱，布包　陈佩兰钱五，后下　鲜煨姜七分　新会皮一钱　大豆卷三钱　苦杏仁三钱，去皮尖　赤苓皮四钱，建泻三钱同炒

上上神朴三分，酒制大黄三分，二味同研，以小胶管装，匀两次药送下。

王左　三十五岁，八月二十一日。

间日疟，先寒后热，已经四次，昨发但热不寒，胸膺痞闷，胃不思纳，舌苔白腻，两脉细弦而滑，伏邪蕴蓄阳明，逆传少阳，拟以和解半表半里兼治其中。

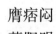

竹柴胡一钱，水炙　制半夏三钱，粉草一钱同炒　大腹皮三钱，洗净　越鞠丸四钱，布包　香青蒿钱五　枯子芩钱五　赤苓皮四钱　白蔻衣钱五　嫩前胡一钱　制厚朴钱五，川连七分同炒　鲜煨姜七分　西秦艽钱五　大红枣七枚　嫩桑枝五钱　建泻三钱

二诊：八月二十四日。

间日疟两日未至，胸闷渐舒，腹部作胀，胃纳不开，舌苔白腻，两脉细弱而滑。疟病再三反复，此症之狡猊非直捣黄龙不能除其根也。

竹柴胡一钱，水炙　制半夏三钱，粉草一钱　焦苡米四钱　香砂枳术丸五钱，布包　香青蒿钱五　厚朴花钱五，川连七分同炒　土炒白术三钱　香橼皮钱五　嫩前胡一钱　大腹皮三钱　范志曲三钱，布包　枯子芩钱五　鸡内金三钱　大红枣七枚

杨左　四十四岁，八月十九日。

间日疟反复数次，但寒不热，汗泄而粘，骨节酸痛，胃纳甚少，大便泄泻，舌苔白，两脉细弦而弱。阳虚脾困，湿浊阻于募原，拟以和阳温中，深虑由泄转痢幸勿轻视。

粗桂枝一钱　制半夏三钱　粉草钱五　西秦艽二钱　丝瓜络三钱　竹柴胡一钱，水炙　土炒白术三钱　嫩桑枝五钱　焦苡米一两　淡附片一钱　连皮苓四钱　煨姜一包　香砂枳术丸五钱，布包　大红枣十枚　建泻三钱　陈皮一钱　煨草果一钱

二诊：八月二十一日。

形寒虽解，汗泄不止，胸闷食少，大便渐稠，舌苔

白，两脉细弦，再以前法加减。

粗桂枝一钱　土炒白术三钱　煨姜一钱　香砂枳术丸四钱，布包　竹柴胡七分，水炙　制半夏二钱　陈皮一钱　范志曲三钱　淡附片钱五　炙草一钱　草果一钱，煨透　连皮苓四钱　大红枣五枚　上黄芪四钱，防风五分同炒

咳喘痰饮

李先生　五十六岁，九月三日，西便门。

胃脘当心而痛，痞闷如格，舌苔白，饮水不下，昨日泄泻两次，两脉细弦而涩。胃有停饮，上支于肺，亟以金匮法加味，深虑增重。

全栝楼五钱，薤白头四钱同打　高良姜七分　真郁金三钱　顶头赭石一两，先煎　旋覆花二钱，布包　小枳壳一钱　花槟榔三钱，布包　赤苓四钱，建泻三钱同炒　越鞠保和丸四钱，布包　真新绛屑钱五　制厚朴钱五，川连七分同炒　猪苓四钱

二诊：九月五日。

胃脘痛势较缓，中脘痞闷不舒，胸中烦热，舌苔白腻，两脉细弦而滑，泄泻止而小便色赤，拟再以前法加味。

旋覆花三钱，布包　制厚朴钱五，川连七分同炒　苦杏仁三钱，去皮尖　顶头赭石一两，先煎　越鞠保和丸四钱，布包　高良姜一钱　花槟榔三钱　真郁金三钱　全栝楼四钱，薤白头四钱同炒　小枳壳一钱　真新绛屑钱五　赤苓四钱　佛手花一钱　建泻三钱

三诊：九月八日。

中脘痞闷虽舒，胸膺紧促，咽关辣痛，舌苔白腻质绛，两脉细弦而滑，拟再以宣痹化饮，宜乎休养静摄。

旋覆花二钱，布包　生紫菀一钱　小枳实钱五，苦梗一钱同炒　顶头赭石一两，先煎　越鞠保和丸五钱，鲜枇杷叶三钱，布包　制厚朴钱五，川连一钱同炒　苦杏仁三钱，去皮尖　真新绛屑钱五　高良姜一钱　花槟榔三钱，捣　佛手花一钱　赤苓皮四钱　家苏子钱五　淡吴萸钱五，赤芍一钱同炒

刘先生　四十岁，四月二十七日。

咳嗽四五月，近因重感身热，胸胁相引掣痛，心跳气促喘逆，舌苔白腻而厚，两脉弦滑而数。一派停饮在胃上迫太阴之象，拟以轻宣肃降，化痰利水。

嫩前胡一钱，麻黄汤煮透去麻黄　象贝母四钱，去心　新绛屑钱五　鲜枇杷叶三钱，布包　家苏子钱五，莱菔子二钱同包　苦杏仁三钱，去皮尖　生海石五钱，先煎　鲜佛手三钱　制半夏三钱，粉草钱五同炒　细辛二分，川连七分同打　甜葶苈一钱，焙　大腹皮三钱，洗净　赤苓皮四钱　建泻片三钱

二诊：四月二十九日。

身热退而未净，咳嗽有痰，气分渐顺，心跳已止，舌苔厚腻，大便通利甚畅，左脉细濡而数，右弦滑，前法既效毋庸更张。

嫩前胡一钱　莱菔子二钱　鲜枇杷叶三钱，布包　制半夏三钱，粉草钱五同打　甜葶苈一钱，焙，大红枣三枚同包　家苏子钱五　冬瓜子一两　鲜佛手三钱　保和丸四钱，布包　生紫菀一钱　苦杏仁三钱，去皮尖　细辛二分，川连七分同打　大腹皮三钱，洗净　生海石五钱，先煎　赤苓皮四钱　建泻片三钱

苏右 八月八日，羊肉胡同。

咳嗽喘逆，形寒身烦，右胁疼痛，喘甚不得卧，两脉细弦而滑。水入于肺，气机不舒，拟以宣肃化饮。

嫩前胡一钱，麻黄汤煮透去麻黄勿用 白芥子五分，焙 生海石五钱，先煎 赤苓四钱 真新绛屑钱五 家苏子一钱 甜葶苈一钱，焙 生蛤壳一两，先煎 建泻三钱 莱菔子二钱 鲜枇杷叶三钱，布包 冬瓜子一两 象贝母四钱，去心

上落水沉香二分，真琥珀末二分，二味同研，小胶管装，匀两次药送下。

二诊：八月九日。

形寒，手足烦热，喘逆略减，咳嗽不止，右胁疼痛较缓，舌苔白腻而滑，两脉细弦而滑。感冒逆传入肺，拟再以昨法加减。

嫩前胡一钱，麻黄汤煮透去麻黄勿用 象贝母四钱，去心 制半夏三钱 青葱须三钱 大豆卷三钱 苦杏仁三钱，去皮尖 炙陈皮一钱 生海石五钱，先煎 家苏子钱五，莱菔子一钱同炒 甜葶苈一钱，焙 真新绛屑钱五 生蛤壳一两，先煎 冬瓜子一两 赤苓四钱 鲜枇杷叶三钱，布包 建泻二钱

上落水沉香二分，真琥珀末二分，二味同研，小胶管装，匀两次药送下。

三诊：八月十日。

形寒虽解，咳呛喘逆未平，右胁疼痛减而不止，舌苔白腻而厚，两脉细弦滑，再以前法加减。

嫩前胡一钱，麻黄汤煮透去麻黄勿用 莱菔子二钱 甜葶苈一钱，焙 真新绛屑钱五 黛蛤散四钱，布包 牛蒡子七分 象贝母四钱，去心 制半夏三钱 青葱须三钱，洗净 鲜枇杷

叶三钱，布包　家苏子钱五　苦杏仁三钱，去皮尖　炙陈皮一钱　生海石五钱，先煎

上落水沉香二分，真琥珀末二分，二味同研，小胶管装，匀两次药送下。

四诊：八月十一日。

喘逆较平，背脊疼痛，平心灼热，胃不思纳，舌苔白，两脉细弦而滑，拟再以宣肃肺胃，调和气分。

嫩前胡一钱，莱菔子二钱，白芥子五分同炒　炙陈皮一钱　鲜枇杷叶三钱，布包　真新绛屑钱五　牛蒡子一钱　象贝母四钱，去心　甜葶苈一钱，焙　黛蛤散四钱，布包　青葱须三钱　家苏子钱五　制半夏三钱，粉草一钱同炒　生海石五钱，先煎　当归须三钱　秦艽钱五　丝瓜络三钱，桑枝一两同炒

上落水沉香二分，真琥珀末二分，二味同研，小胶管装，匀两次药送下。

牛学生　十五岁，四月十四日。

咳嗽气促，咽关有痰，不易咯，舌苔垢厚浮黄，大便干结，两脉弦滑。病属食后奔跑太过，伤及肠胃，病状已非一日矣。拟以三子通络化滞，宜乎休养静摄。

家苏子钱五　嫩前胡一钱　鲜枇杷叶三钱　保和丸四钱，布包　生海石五钱，先煎　连翘三钱　莱菔子三钱　苦杏仁三钱，去皮尖　焦麦芽四钱　方通草一钱　白芥子五分，焙　象贝母四钱，去心　鲜橘皮三钱，去白　栝楼皮四钱，枳壳钱五同打

二诊：四月十七日。

大便通而不畅，舌苔黄厚，两脉弦滑，咳嗽渐减，痰不易咯，肺胃痰浊尚未清楚，再以三子通络化滞。饮

食备宜小心。

家苏子钱五　鲜枇杷叶三钱　保和丸五钱，布包　苦杏仁三钱，去皮尖　鸡内金三钱　莱菔子三钱　象贝母四钱，去心　冬瓜子一两　白芥子五分，焙　全栝楼五钱，小枳实钱五同打　生海石五钱　川军炭钱五，后下

三诊：四月二十日。

大便通利甚畅，舌苔已化，咳嗽亦止，两脉弦滑，病已将愈，再以宣肃肺胃。饮食宜慎。

生紫菀钱五　苦杏仁三钱，去皮尖　焦麦芽四钱　焦楂炭三钱　鲜枇杷叶三钱　保和丸五钱，布包　小枳壳钱五，苦梗七分同打　家苏子钱五，莱菔子钱五同包　新会皮钱五　象贝母四钱，去心　鸡内金三钱　方通草钱五

任右　六十一岁，四月二十六日。

咳嗽吐痰如涎，右肺部痞闷不舒且痛，胃不思纳，两脉细濡且滑。老年肺络有痿痹之状，治以王海藏，延久恐有失音之虞。

全栝楼五钱，薤白头三钱同打　鲜枇杷叶三钱　莱菔子钱五，布包　陈胆星二钱，姜汁炒　新绛屑钱五　牛蒡子七分　生海石五钱，先煎　冬瓜子一两　生紫菀一钱　苦杏仁三钱，去皮尖　生蛤壳一两，先煎　象贝母四钱，去心

二诊：四月二十七日。

宣化通络之后，右肺部渐舒，吐痰颇多，大便已爽，舌苔白腻质绛，两脉细濡而弦，再以宣痹化痰通导络分。

全栝楼五钱，薤白头四钱同打　鲜枇杷叶三钱　二陈丸四钱，布包　陈胆星二钱，姜汁炒　生海石五钱，先煎　牛蒡子七

分 真新绛钱五 生蛤壳一两，先煎 生紫菀一钱 苦杏仁三钱，去皮尖 家苏子钱五 莱菔子钱五，布包 象贝母四钱，去心 橘子络钱五 丝瓜络三钱 当归须三钱

真琥珀二分，上上落水沉香一分，二味研末，以小胶管装好，匀两次药送下。

三诊：四月二十九日。

右肺掣痛已减，咳痰亦少，胃纳不开，大便通而不畅，两脉依然，病已见效，毋庸更张。

全栝楼五钱，薤白头三钱同打 苦杏仁三钱，去皮尖 真新绛钱五 鲜枇杷叶三钱 黛蛤散四钱，布包 生熟麦芽各三钱 家苏子钱五，莱菔子钱五同打 陈胆星二钱，姜水炒 当归须三钱 炙陈皮钱五 象贝母四钱，去心 牛蒡子七分，生海石五钱，先煎 制半夏三钱

真琥珀二分，上上落水沉香二分，二味同研，装小胶管，匀两次药送下。

冯先生 五十二岁，四月十四日。

头痛且晕，咳嗽咽痒，大便泄泻如沫，色赤，气坠，舌绛，两脉细弦而弱。禀质虚弱，感冒留恋，逆传入里，当以肺胃同治，宜乎静养，防增下痢。

薄荷细梗五分，后下 金沸草钱五 鲜枇杷叶三钱 保和丸五钱，三味同包 生熟赤芍钱五 鲜橘子皮三钱，去白 嫩前胡七分 生熟苡米各三钱 象贝母四钱，去心 煨葛根七分 干荷叶三钱，去蒂 焦麦芽四钱 白蒺藜三钱，去刺 马齿苋二钱

二诊：四月十八日

头痛虽止，眩晕不已，鼻塞咳嗽，泄泻已止，气坠

亦减，舌绛无苔，两脉细弦而弱。虚人感冒，内停饮水，拟再以轻宣表里。

薄荷叶五分，后下　鲜枇杷叶三钱　加味保和丸四钱，布包　炒扁豆衣三钱　冬瓜皮一两　嫩前胡七分　生熟苡米各三钱　香稻芽四钱　白蒺藜三钱，去刺　干荷叶三钱　鲜橘子皮三钱，去白　方通草钱五

杨先生　三十二岁，四月二十一日。

咳嗽咽痒，痰不易咯，鼻塞声重，舌绛苔白，两脉细弦滑数。肺有内热，感受风邪，治以辛凉清解，肃降化痰。

薄荷叶五分，后下　鲜枇杷叶三钱　金沸草钱五，布包　连翘三钱　苦杏仁三钱，去皮尖　嫩前胡钱五　忍冬藤三钱　苏子霜钱五　冬桑叶钱五　象贝母四钱，去心　鲜梨皮一个　栝楼皮三钱　枳壳片一钱　冬瓜子一两　鲜芦根一两，去节

袁右　十五岁，四月十九日。

头晕，形寒身热，咳嗽咽痒，气分短促，舌苔白质绛，两脉弦滑而数，热为寒迫，治以轻扬宣化，药后不可以风。

白蒺藜三钱，去刺　金沸草钱五　鲜枇杷叶三钱，布包　苦梗一钱，枳壳钱五同炒　净连翘三钱　嫩前胡钱五，麻黄三分同炒　家苏子钱五　象贝母四钱，去心　大豆卷三钱　苦杏仁三钱，去皮尖　新会皮钱五　冬瓜子一两　鲜芦根一两，去节　方通草钱五

夏少爷　五岁，七月十日，铁匠营初诊。

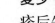

疹后失调，面浮肌肤燔灼，咳嗽泛恶，胃不思纳，亟以芳香运脾，疏调中焦，防其一身皆肿，寒热交作，

幸勿轻视。

香砂枳术丸五钱　范志曲四钱，二味同布包　姜竹茹三钱　鲜煨姜七分　鲜荷叶三钱　新会皮一钱　佛手片三钱　白蔻衣钱五　连皮苓四钱　土炒白术三钱　焦麦芽三钱　制半夏三钱

二诊：七月十一日。

咳嗽增剧，汗泄甚多，恶心虽止，两脉细弦而滑，舌苔白腻，疹后失调，拟再以肺脾胃三经同治。

紫菀茸一钱　姜竹茹三钱　生熟麦芽各三钱　焦白术三钱　鲜枇杷叶三钱，布包　新会皮一钱　连皮苓四钱　生海石五钱，先煎　川贝母二钱，去心　焦苡米二钱　建泻片三钱　琥珀抱龙丸一丸，匀两次药送下

三诊：七月十二日。

咳嗽颇剧，甚则呕吐，痰涎如沫，舌苔白腻，两脉细弦滑数，再以前法加减防增百日之咳。

生紫菀一钱　姜竹茹三钱　鲜芦根一两，去节　焦白术三钱　鲜枇杷叶三钱，布包　川贝母三钱，去心　新会皮一钱　连皮苓四钱　生海石五钱，先煎　苏子霜五钱　小枳壳一钱，苦梗一钱同炒　焦苡米二钱　建泻片三钱　牛蒡子七分　琥珀抱龙丸一丸，匀两次药送下

四诊：七月十四日。

身热虽退，两脉细弦滑数，咳嗽虽减，甚则呕吐，舌苔白，再以肺胃同治，防转百日之咳。

生紫菀一钱　姜竹茹三钱　牛蒡子一钱　法制半夏三钱，姜川连七分同炒　川贝母二钱，去心　新会皮一钱　焦麦芽三钱　小枳壳一钱，苦梗一钱同炒　鲜芦根一两，去节　鲜

枇杷叶三钱，布包　琥珀抱龙丸一丸，匀两次药送下

五诊：七月十六日。

咳嗽不止，甚则呕吐，两脉细弦滑数，胃纳渐开，拟再以肃降肺胃。

生紫菀一钱　姜竹茹三钱　史君子三钱，炒　法制陈皮一钱　川贝母二钱，去心　法制半夏三钱　鲜枇杷叶三钱，布包　焦麦芽三钱　小枳壳一钱，苦梗一钱同炒　花槟榔二钱，捣　保和丸五钱，布包　琥珀抱龙丸一丸，匀两次药送下

六诊：七月十八日。

咳嗽渐减，痰咯亦爽，两项结核如串，按之活动，虚弱之体，再以前法加减。

生紫菀一钱　姜竹茹三钱　炙陈皮一钱　山慈姑三钱，打　焦麦芽三钱　川贝母二钱，去心　夏枯草钱五　鲜枇杷叶三钱，布包　花槟榔三钱，捣　生海石五钱，先煎　小枳壳一钱，苦梗一钱同炒　法制半夏三钱，胡黄连七分同炒　保和丸五钱，布包　使君子三钱　琥珀抱龙丸一丸，匀两次药送下

安左　十岁，八月十六日，老墙根初诊。

咳嗽已二三年矣，吐痰寒冷，舌苔白腻而厚，左脉弦滑右部细濡，大便每日五六次。病在脾胃，岂可专责于肺耶，拟以运中温和为治。

香砂六君子丸五钱，布包　法制陈皮一钱　建泻片三钱　冬瓜子一两　款冬花三钱，布包　淡吴萸钱五，川连一钱同炒　焦苡米三钱　淡干姜一钱　法制半夏三钱　赤苓皮四钱　大红枣七枚　玫瑰花七分，去蒂

二诊：八月十八日。

药后大便次数渐少，咳嗽痰冷如沫，舌苔白腻而

厚，咽干不思食，两脉细弦而滑，拟再以温中化痰兼顾脾胃。

香砂六君子丸五钱　款冬花三钱　霞天曲四钱，三味同布包　法制陈皮一钱　赤苓皮四钱　玫瑰花七分，去蒂　淡吴萸钱五，川连一钱同炒　建泻片三钱　鲜煨姜七分　大红枣七枚

吐　血

孙太太　五月十七日，东斜街。

自乳三年，忽然吐血盈口，痰中带红，形寒，左脉细弦滑数右部濡细，舌苔白，胸膺刺痛，禀质虚弱，烦劳伤及络分，亟以顺势利导，佐以调气之味，宜乎休养静摄为要。

鲜金斛一两，家苏子钱五同打　鲜枇杷叶三钱，布包　玫瑰花七分，去蒂　怀牛膝三钱　川贝母二钱，去心　鲜茅根一两，去心节　紫苏叶一钱　橘子络钱五　生紫菀一钱　鲜荷叶三钱　藕节炭三钱　丝瓜络三钱　茜草炭三钱　真郁金三钱　四制香附三钱，拌　大红枣七枚

二诊：五月十八日。

昨宵未曾见血，胸膺刺痛不止，阵阵形寒，两脉细弦而弱，再以顺势利导，千万小心休养。

鲜鲜金斛一两，家苏子钱五同打　鲜枇杷叶三钱，布包　橘子络钱五　茜草炭三钱　川贝母三钱，去心，秋石五分拌炒　鲜茅根一两，去心节　紫苏叶一钱　藕节炭三钱　生紫菀一钱　鲜荷叶三钱　四制香附三钱，杵　大红枣七枚　真郁金三钱

丝瓜络三钱　怀牛膝三钱　枳壳片一钱　鲜梨一个，连皮去核切片

三诊：五月二十日。

胸膺刺痛已止，咳甚则痰中尚有鲜血，形寒已解，两脉细数而弦，病虽向愈，尚须静摄，拟再以顺势利导。

鲜金斛一两，家苏子钱五同打　牛蒡子七分　鲜荷叶三钱　茜草炭三钱　川贝母三钱，去心，秋石五分拌炒　鲜枇杷叶三钱，布包　橘子络钱五　藕节炭三钱，去节　生紫菀一钱　鲜茅根一两，去心节　四制香附三钱，杵　大红枣十枚　紫苏叶一钱　怀牛膝三钱　鲜梨一个，连皮去核切片

四诊：五月二十三日。

痰血已止，咳嗽不已，舌苔中厚，两脉细弱且涩，气分短促，大吐血之后，宜乎休养静摄，拟再以清润安络。

鲜金斛一两，家苏子钱五同打　牛蒡子一钱　生海石五钱，先煎　鲜荷叶三钱　川贝母三钱，去心，秋石五分拌炒　鲜茅根一两，去节　四制香附三钱，杵　橘子络钱五　生紫菀一钱　鲜枇杷叶三钱，布包　铁梗甘草一钱　大红枣十枚　鲜梨一个，连皮去核切片

五诊：五月二十五日。

吐血止而咳嗽亦减，舌苔糙黄而厚，左脉弦滑右细濡，拟以清润安络，调和中焦，千万休养静摄。

鲜金斛一两，家苏子钱五同打　牛蒡子一钱　鲜荷叶三钱　铁梗甘草一钱　川贝母三钱，去心　鲜枇杷叶三钱，布包　生海石五钱，先煎　生熟谷麦芽各五钱　生紫菀一钱　鲜茅根

一两，去节　四制香附三钱，杵　大红枣十枚　橘子络钱五　鲜梨一个，连皮去核切片

六诊：五月二十九日。

吐血已止，咳嗽尚未痊愈，食后中脘嘈杂，左脉弦滑右部细濡，肺虚胃弱，再以太阴阳明同治，千万休养静摄。

生紫菀一钱　牛蒡子一钱　鲜荷叶三钱　四制香附三钱，杵　鲜金斛一两，家苏子钱五同打　仙露半夏三钱，粉草一钱同炒　生海石五钱，先煎　大红枣十枚　川贝母三钱，去心　橘子络钱五　朱茯神四钱　肥知母钱五，盐水炒　生熟谷麦芽各五钱　鲜梨一个，连皮去核切片

七诊：五月三十日。

咳嗽减而不止，食后中脘嘈杂，气分短促，左脉细弦滑数右部细濡，肺部之伤尚未痊愈，再以轻化上焦，安和中营。

生紫菀一钱　牛蒡子一钱　生海石五钱，先煎　大红枣十枚　鲜金斛一两，家苏子钱五同打　仙露半夏三钱，粉草一钱同炒　鲜荷叶三钱　生熟谷麦芽各五钱　川贝母三钱，去心　南沙参三钱，米炒　朱茯神四钱　四制香附三钱，杵　鲜梨一个，连皮去核切片

八诊：六月三日。

咳嗽已止，中脘嘈杂亦除，两脉细弦而滑，按之无力，失血之后肺已重伤，再以清润甘和。

生紫菀一钱　川贝母三钱，去心　朱茯神四钱　肥知母钱五，盐水炒　南沙参三钱，米炒　仙露半夏三钱，粉草一钱同炒　大红枣十枚　鸡内金三钱，水炙　鲜金斛一两，家苏子钱五同打

生海石五钱，先煎　四制香附三钱，杵　生熟谷麦芽各五钱　鲜梨一个，连皮去核切片

丸方：

生紫菀七钱，炙　仙露半夏一两，粉草三钱同炒　苦杏仁一两，去皮尖　小枳壳五钱，麸炒　鸡内金一两，水炙　南沙参一两，米炒　川贝母七钱，去心　生香附一两，七制　怀牛膝一两，盐水炒　焦麦芽一两，谷芽一两同炒　细枝川斛一两，研细　牛蒡子七钱，研　橘子络五钱，水炙　藕节炭一两，研　香稻芽二两，炒　家苏子五钱，炒研　枇杷叶一两，去净毛　肥知母七钱，盐水炒　生海石一两，研　建泻片五钱，盐水炒

上药选配道地，如法炮制，共研细末，以鲜荷叶四大张（去蒂），丝瓜络二两，嫩桑枝四两，鲜橘子皮五枚（去净白），大红枣五十枚，煎浓汤，加秋梨膏十两，法丸如小梧桐子大，每日空心临睡各服三钱，白开水送下，如遇感冒暂停。庚辰端阳节前拟定。

王先生　五月十七日。

二十余年之吐血忽然复发，盈口兼有痰血，咳嗽，胸膺时痛，舌苔白，左脉细濡右部弦滑，亟以顺势利导，宜乎休养静摄。

鲜金斛五钱，家苏子钱五同打　鲜枇杷叶三钱，布包　大红枣七枚　藕节炭三钱　生紫菀一钱　鲜茅根一两，去节　茜荷叶三钱　茜草炭三钱　川贝母二钱，去心　怀牛膝三钱　橘子络钱五　丝瓜络三钱

二诊：五月二十五日。

吐血渐少，左脉细濡右弦滑，舌苔黄厚而腻，胸膺痞闷，年逾知命，阴气自半，拟再以顺势利导兼顾

其阴。

鲜金斛一两，家苏子钱五同打　川贝母二钱，去心　鲜枇杷叶三钱，布包　鲜荷叶三钱　大红枣七枚　藕节炭三钱　生紫菀一钱　怀牛膝三钱　生海石五钱，先煎　茜草炭三钱　鲜茅根一两，去节　丝瓜络三钱　牛蒡子一钱　橘子络钱五

虚劳

王右　三十七岁，五月二十二日，北新桥。

日晡潮热，一身烦倦无力，脊梁上端疼痛，腿足浮肿，胃不思纳，舌苔白腻而厚，质绛，两脉细弦而滑，病属内损为日已久，治之非易，姑以扶羸和胃，宜乎静摄休养。

银柴胡一钱，鳖血拌炒　十大功劳叶三钱　丝瓜络三钱　川续断三钱，盐水炒　炙鳖甲五钱　金狗脊三钱，去毛　嫩桑枝一两　全当归三钱　香青蒿钱五，地骨皮三钱同炒　补骨脂三钱　厚杜仲三钱，盐水炒　生熟麦芽各三钱

鹿角霜三分，秋石二分，二味同研，小胶管装，匀两次药送下。

二诊：五月二十六日。

脊梁痛势较缓，潮热亦减，脘腹疼痛，舌苔白，两脉细弦而滑，内损之症，再以扶羸和胃。

银柴胡一钱，鳖血拌炒　全当归三钱　台乌药钱五　香砂枳术丸五钱，布包　炙鳖甲五钱　四制香附三钱，杵　厚杜仲三钱，盐水炒　生熟谷麦芽各五钱　香青蒿钱五，地骨皮三钱同炒　十大功劳叶三钱　金狗脊三钱，去毛　佛手花一钱

鹿角霜三分，秋石一分，二味同研，小胶管装，匀两次药送下。

三诊：六月二日。

潮热渐渐退净，胃纳亦见进展，大便畅通，左脉虽平右弦滑而数，病虽见效，宜乎休养静摄，至属千万。

银柴胡一钱，鳖血拌炒　枯子芩钱五　土炒白术三钱　鸡内金三钱，水炙　金狗脊三钱，去毛　炙鳖甲五钱　香砂六君子丸五钱，布包　扁豆衣三钱　香稻芽一两　全当归三钱　地骨皮三钱，香青蒿钱五同炒　范志曲四钱，布包　肥玉竹三钱，盐水炒　建莲肉三钱　香橼皮钱五　云茯苓四钱

蔡左　三十五岁，七月二十二日，聚贤旅社。

日晡但热无寒，舌苔白质绛，两脉细弦滑数，大便两日未通，斑疹伤寒之后，温热留恋阳明，禀质虚弱，防增咳嗽，亟以泄其有余，养其不足。

粉丹皮钱五，盐水炒　保和丸五钱，布包　白蔻衣钱五　新会皮钱五　香青蒿钱五　南花粉三钱，布包　焦苡米三钱　苦杏仁三钱，去皮尖　大豆卷三钱，秦艽钱五同炒　肥知母钱五，盐水炒　姜竹茹三钱　益元散五钱，布包　鲜西瓜翠衣一两

二诊：七月二十三日。

晡热未退，两脉仍见细弦滑数，按之无力，手足清冷不温，病后黄虚不复，湿阻中焦，拟以扶羸和中，温和去湿。

银柴胡一钱，鳖血同炒　香砂枳术丸五钱，布包　焦苡米三钱　建泻片三钱　香青蒿钱五　范志曲四钱，布包　苦杏仁三钱，去皮尖　新会皮一钱　枯子芩钱五　焦白术三钱　赤

苓皮四钱　方通草钱五　生熟麦谷芽各五钱

三诊：七月二十四日。

晡热不退，其势较短，腹胀已消，左脉细濡右弦滑而数。禀质太弱，阴分已伤，深虑淹缠涉怯。

银柴胡一钱，鳖血同炒　枯子芩钱五　肥知母钱五，盐水炒　当归须三钱　建泻二钱　香青蒿钱五　香砂六君子丸五钱，布包　香橼皮钱五　生熟谷麦芽各五钱　鸡内金三钱，水炙　地骨皮三钱　范志曲四钱　焦白术三钱　赤苓皮四钱

四诊：七月二十五日。

晡热渐退，胃纳渐开，大便溏薄，两脉细弦而数，扶羸和中既效，再以前法增益。

银柴胡一钱，鳖血拌炒　枯子芩钱五　当归身三钱　鸡内金三钱，水炙　连皮苓四钱　炙鳖甲五钱　香砂六君子丸五钱，布包　焦白术三钱　香稻芽一两　香橼皮三钱　香青蒿钱五，地骨皮三钱同炒　范志曲四钱　肥知母钱五，盐水炒　建莲须三钱

五诊：七月二十七日。

潮热渐渐退净，胃纳亦见进展，大便畅通，左脉虽平右弦滑而数，病虽见效，宜乎休养静摄，至属千万。

银柴胡一钱，鳖血拌炒　枯子芩钱五　土炒白术三钱　鸡内金三钱，水炙　炙鳖甲五钱　香砂六君子丸五钱，布包　扁豆衣三钱　香稻芽一两　地骨皮三钱，香青蒿钱五同炒　范志曲四钱，布包　肥玉竹三钱　建莲须三钱　全当归三钱　香橼皮钱五　云茯苓四钱

廉太太　三十岁，五月二日，西板桥。

自乳将两年，面皖，指爪无华，胸膺掣痛，日晡右

手自高骨至尺泽作痛，间日寒热。营虚已极，脾胃两亏，亟以扶羸和营，宜速断乳为要。

银柴胡钱五，鳖血拌炒　秦艽二钱　嫩桑枝一两　川续断三钱，盐水炒　炙鳖甲五钱　全当归三钱　金狗脊五钱，去毛　厚杜仲三钱，盐水炒　香青蒿钱五，地骨皮三钱同炒　丝瓜络三钱　十大功劳叶三钱　四制香附三钱　乌贼骨三钱　嫩白薇钱五

二诊：五月五日。

胸胁与右手臂疼痛渐止，间日寒热亦退，两脉细小且滑，虽已断乳两乳作胀，面晄无华，营虚已极，再以扶羸和营。

银柴胡钱五，鳖血同炒　全当归五钱　厚杜仲五钱　十大功劳叶一两　炙鳖甲五钱　金狗脊五钱，去毛　毛蝴蝶三钱　橘子叶钱五　香青蒿钱五，地骨皮三钱同炒　川续断三钱，盐水炒　桑寄生一两　四制香附三钱　乌贼骨三钱　嫩白薇钱五　首乌藤一两　杭白芍五钱，枳壳一钱同炒　生麦芽一两

三诊：五月八日。

胸胁疼痛已止，两乳尚觉微胀，舌苔白质绛起泡，两脉细濡，带下亦止，营虚已极，再以扶羸养阴，宜乎休养静摄。

银柴胡一钱，鳖血拌炒　全当归四钱　玉蝴蝶三钱　功劳叶一两　炙鳖甲五钱　金狗脊五钱，去毛　桑寄生一两　首乌藤一两　香青蒿三钱，地骨皮三钱同炒　川续断三钱，厚杜仲四钱同盐水炒　栀子叶钱五　乌贼骨三钱，洗净　莲子心钱五　生麦芽一两　杭白芍五钱，枳壳一钱同炒　四制香附三钱

四诊：五月十二日。

乳胀已消，寒热退净，舌苔白，两脉细弦无力，面黄形瘦，背部沉重作痛，拟再以扶羸养血兼顾脾胃。

银柴胡一钱，鳖血拌炒　香砂六君子丸五钱，范志曲四钱同包　功劳叶五钱　金狗脊五钱，去毛　香青蒿钱五，地骨皮三钱同炒　川续断三钱　乌贼骨三钱，洗净　炙鳖甲五钱　全当归五钱，秦艽二钱同炒　首乌藤一两　杭白芍五钱　四制香附三钱　玉蝴蝶三钱　焦谷芽三钱

五诊：

寒热虽退，气营未复，面黄形瘦，中宫失于运化，舌苔白，两脉细弦无力，拟再以补中柔养以善其后。

潞党参一两，白术三钱、枳壳五分布包　范志曲四钱，布包　全当归三钱　乌贼骨三钱，洗净　土炒白术五钱　十大功劳叶三钱　杭白芍五钱　桑寄生五钱　云茯苓四钱　首乌藤一两　金狗脊三钱，去毛　香稻芽三钱　逍遥丸三钱，布包　玉蝴蝶三钱　炙草一钱

刘左　十九岁，八月十八日。

头部空痛，腹中寒凉且痛，大便不实，两脉细缓。青年阳气大亏，拟以大温大补。

绵黄芪二两　淡吴萸七钱　山萸肉五钱　甘枸杞五钱　金狗脊一两，去毛　潞党参两五，枳壳一钱、白米三钱同炒　淡干姜五钱　腽肭脐三钱　补骨脂三钱　沙蒺藜三钱　六味地黄丸五钱，布包　野于术五钱　炮姜三钱　延胡索三钱　玉蝴蝶三钱　淡附片一两

真鹿茸钱五，紫油桂钱五，二味同研，小胶管装好，匀两次药送下。

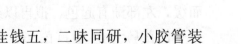

二诊：八月二十二日。

药后大便渐调，腹痛时作，寒凉不温，头空且痛，下元不固，两脉细缓，再以前法进益。

绵黄芪三两　淡附片一两，盐水炒　怀山药一两　金狗脊五钱，去毛　玉蝴蝶三钱　潞党参二两，枳壳一钱同炒　淡吴萸八钱　熟地黄一两，香砂仁二钱同打　补骨脂三钱　延胡索二钱　野于术七钱　淡干姜五钱　山萸肉五钱，盐水炒　腽肭脐三钱　连皮苓一两

真鹿茸二钱，紫油肉桂二钱，二味同研，小胶管装，匀两次药送下。

三诊：八月二十六日。

头部空痛渐减，腹内寒热相激，头痛颇剧，两脉细濡而缓，青年阴阳皆亏，再以前法增减。

绵黄芪四钱　淡附片一两　吴萸七分　怀山药一两，土炒　大熟地一两，香砂仁二钱同打　蚕蛹三钱　潞党参二钱，枳壳一钱同炒　淡干姜五钱　金狗脊五钱，去毛　腽肭脐三钱　延胡索三钱　野于术一两，土炒　山萸肉五钱　补骨脂三钱　玉蝴蝶三钱　云茯苓一两，连皮

真鹿茸三钱，紫油肉桂三钱，二味同研，小胶管装，匀两次药送下。

四诊：八月三十一日。

屡进大剂温补，头部空痛已减，大便渐调，腹痛虽止，中下两焦仍觉空虚，寒冷渐温不能持久，两脉细濡而缓，左部渐有起色，拟再以柔养温补，摄纳下元。

何首乌二两　绵黄芪四两　淡附片一两　大熟地一两，香砂仁二钱同打　金狗脊五钱，去毛　甘枸杞五钱　潞党参二两，白米五钱同炒　淡干姜五钱　山萸肉一两，盐水炒　补骨脂

五钱　沙蒺藜五钱　野于术一两，土炒　淡吴萸三钱　怀山药五钱，土炒　全当归三钱　腽肭脐四钱　玉蝴蝶三钱　蚕蛾三钱，布包

鹿茸三钱，紫油桂三钱，二味同研，小胶管装，匀两次药送下。

孙左　三十岁，八月十八日。

便血虽止，腹中发热，咳嗽咽哑声嘶，舌绛苔薄，大便不调，两脉细弦而数。壮年阴虚，脾弱，姑以甘润和中，防其失音泄泻。

南沙参三钱，米炒　川贝母三钱，去心　鲜枇杷叶三钱，布包　橘子络钱五　肥玉竹三钱　马兜铃七分　凤凰衣三钱　玫瑰花五分　苋麦冬三钱，去心米炒　肥知母钱五　苏子霜钱五　粳米五钱，布包　生熟麦芽各四钱　扁豆衣三钱

二诊：八月二十四日。

药后津液渐复，咳嗽音哑，腹中鸣响，舌绛，胃呆，两脉细弦而数，拟再以甘润和中，佐以分利之味。

南沙参三钱　苋麦冬三钱　肥玉竹三钱，三味同用米炒透　仙露半夏二钱　凤凰衣三钱　生熟赤芍各钱五　香砂枳术丸四钱，布包　马兜铃七分　橘子络钱五　玫瑰花五分　川贝母三钱，去心　佛手花一钱　云苓块四钱　生薏米三钱　粳米五钱，炒黄布包

孙左　七十六岁，八月十九日。

两足浮肿，咽关哽痛且干，左脉弦滑有力，右细弦。高年心肾交亏，阴虚阳越，水火不相既济，拟以生津温补并用。

南沙参三钱，米炒　淡附片一钱，川连五分同炒　玉蝴蝶

三钱　盐川柏钱五　西洋参三钱，米炒　炙甘草七钱　金狗脊三钱，去毛　连皮苓四钱　黄芪皮五钱，防己三钱同炒　香砂六君子丸五钱，布包　全当归三钱　炮姜七分　郁气丸三钱，早晨空心淡盐水送下

二诊：八月二十四日。

足肿渐消，咽关哽痛亦减，左脉渐平，右部细弦而滑，心肾交亏之症，一时不易速效，再以坎离既济法，宜乎休养静摄，忌食咸味，防头肿胀。

南沙参三钱，米炒透　淡附片钱五，盐水炒　全当归三钱　炮姜七分　西洋参三钱，米炒透　六君子丸五钱，布包　金狗脊四钱，去毛　盐川柏钱五　黄芪皮七钱，防己三钱同炒　炙草一钱　玉蝴蝶三钱　朱茯苓四钱　郁气丸三钱，空心淡盐水送下

刘左　四十岁，六月二十日。

舌苔糙垢而厚，两寸关脉弦滑有力，尺部不藏，冲气上逆，不能倚左而卧，腿足与肾囊皆肿。心肾交亏之症，拟以镇逆摄纳，温中化湿。

绵黄芪皮五钱，汉防己三钱同炒　旋覆花二钱，代赭石一两布包　紫衣胡桃肉一两，黑沉香三分同打　连皮苓一两　淡附片钱五，川连七分同炒　远志肉钱五，广木香五分同打　金匮肾气丸五钱，布包　淡干姜钱五　炙甘草一钱　金狗脊五钱，去毛　陈香橼三钱

二诊：六月二十五日。

两进温和，心肾冲气渐平，下半身浮肿不消，舌苔垢厚，恶心，腹痛，大便滞泄，两脉已渐缓和，拟再以前法之中佐以守钧之味。

绵黄芪皮五钱，防己三钱同炒　连皮苓一两　戈制半夏三

钱，先煎　远志肉钱五，广木香五分同打　淡附片二钱　旋覆花二钱，金匮肾气丸五钱同包　炙陈皮一钱　金狗脊五钱，去毛　淡干姜七分　顶头赭石一两，先煎　佛手花七分　淡吴萸钱五，川连七分同炒　陈香橼三钱　延胡索钱五

三诊：七月三日。

左脉渐平，右部亦缓，渐能倚左而卧，肾囊与腿足浮肿均消，大便滞下，腹部阵痛不止，病虽向愈，其如病深日久乎，前法既效，毋庸更张，诸宜珍摄为要。

老箭芪一两，防己三钱同炒　旋覆花二钱，金匮肾气丸五钱同包　淡吴萸钱五　玉蝴蝶三钱　山萸肉三钱，盐水炒　淡附片三钱　远志肉钱五，广木香一钱同炒　延胡索钱五　代赭石一两，先煎　淡干姜钱五　金狗脊五钱，去毛　陈香橼钱五　赤苓皮一两，建泻三钱同炒　戈制半夏五分，研末，装胶管，两次送下

肝阳头痛

常女士　三十岁，九月七日，东四四条。

头晕颇剧，痰浊甚多，舌苔白，左脉弦滑，右细濡，癸事七月未通，拟以辛泄化痰，宜乎静摄休养。

白蒺藜三钱，去刺　新会皮钱五　陈胆星三钱，姜汁炒　冬瓜子一两　明天麻三钱，三角胡麻三钱同炒　苦杏仁三钱，去尖　鲜枇杷叶三钱，布包　生海石钱五，先煎　苦丁茶三钱，甘菊三钱同炒　制半夏三钱，川连七分同炒　晚蚕砂三钱，布包　橘子络钱五　蛇胆陈皮二分，研细末，匀两次药送下

二诊：九月十二日。

升清降浊之后，头晕渐减，痰浊亦少，舌苔白，两脉细弦而滑，拟再以辛泄化痰，和络化湿。

白蒺藜三钱，去刺　莱菔子三钱　苦杏仁三钱，去尖　鲜枇杷叶三钱　晚蚕砂三钱　竹沥化痰丸五钱，三味同布包　明天麻三钱，三角胡麻三钱同炒　苏子钱五　制半夏三钱，川连七分同炒　苦丁茶三钱，甘菊三钱同炒　新会皮钱五　陈胆星三钱，姜汁炒　冬瓜子一两　生海石一两，先煎　橘子络钱五　生石膏一两，后煎　蛇胆陈皮二分，研细末，匀两次药后下

三诊：十六日。

头晕尚未痊愈，痰浊化而未清，舌苔白腻而厚，两脉细弦滑，再以辛泄化痰，仍须休养静摄。

白蒺藜三钱，去刺　新会皮钱五　陈胆星三钱，姜汁炒　鲜枇杷叶三钱　晚蚕砂三钱　竹沥化痰丸五钱，三味同布包　明天麻三钱，三角胡麻三钱同炒　苦杏仁三钱，去尖　冬瓜子一两，先煎　苦丁茶三钱，甘菊花三钱同炒　制半夏三钱　生海石五钱，先煎　象贝母四钱，去心　真郁金三钱　家苏子钱五　莱菔子三钱　蛇胆陈皮二分，研，匀两次药送下

四诊：九月二十日。

头晕已止，痰浊亦化，腹部胀满，舌苔白腻，两脉细弦而滑，拟再以辛泄化痰，疏调气分。

白蒺藜三钱，去刺　旋覆花二钱，布包　新会皮钱五　制半夏三钱　明天麻三钱，三角胡麻三钱同炒　竹沥化痰丸五钱，布包　莱菔子三钱　制香附三钱　苦丁茶三钱，甘菊花三钱同炒　沉香曲四钱　苏子钱五　陈胆星三钱，姜汁炒　香橼皮钱五　赤苓皮四钱　建泻三钱　蛇胆陈皮二分，匀两次药送下

王先生　三十二岁，九月十八日，东珠市口。

后脑阵阵掣痛，以手按摩后项则舒，舌苔白腻根厚，两脉细弦滑，胸膺掣痛，四肢筋络拘而不舒。病属肝气抑郁，肠胃有滞，拟以疏肝和络，佐以通导之味。

白蒺藜三钱，去刺　旋覆花二钱　逍遥丸五钱　鲜枇杷叶三钱，三味同布包　焦山栀钱五　小枳实二钱，麸炒　明天麻三钱，三角胡麻三钱同炒　香橼皮钱五　海桐皮三钱　西秦艽三钱　苍耳子三钱　络石藤五钱　海枫藤五钱　丝瓜络五钱　桑枝一两　赤芍二钱　酒军二分，研细末，以小胶管装，匀两次药送下

二诊：九月二十日。

药后大便滞下两次，后脑掣痛已舒，四肢筋络未合，胸膺痞闷，舌苔渐化，两脉细滑。余滞未消，气不调顺，再以前法损益。

白蒺藜三钱，去刺　栝楼皮五钱，枳壳一钱同炒　海藻三钱　海枫藤五钱　旋覆花二钱　逍遥丸五钱，布包　赤芍二钱　真郁金三钱　络石藤五钱　香橼皮钱五　丝瓜络五钱，桑枝一两同炒　海桐皮三钱　苍耳子三钱　西秦艽三钱

类　中

杨左　八月二十日。

烦劳受暑，触动肝阳，头痛，左半身麻木，经西医抽出脊水之后，手臂麻木虽止，头痛仍剧，左肺及腹部皆痛，舌苔白腻，两脉细濡，姑先轻香辛化，通达阳明，防其痛甚致厥。

鲜佩兰钱五，后下　焦山栀钱五　苦杏仁三钱，去皮尖

白蔻仁钱五　白蒺藜三钱，去刺　赤芍药钱五　焦苡仁三钱　朱赤苓四钱　大豆卷三钱，同炒　制厚朴钱五，川连七分同炒　建泻片三钱　紫贝齿一两，先煎　羚羊角一分，研细末，匀两次冲

二诊：八月二十一日。

头脑鸣响，两太阳疼痛，眩晕，舌苔中厚质绛，左脉细濡右弦滑，暑邪干犯清阳，厥阳上逆，拟再辛香苦泄，宣达阳明。

省头草钱五，后下　焦山栀钱五　益元散三钱，鲜荷叶一角包　真郁金钱五　白蒺藜三钱，去刺　赤芍药钱五　紫贝齿二两，九孔生石决二两，同先煎　朱赤苓四钱　明天麻三钱，三角胡麻三钱同炒　全栝楼一两，枳实钱五同打　朱连翘三钱　建泻片三钱　羚羊角尖一分，匀两次冲服

三诊：八月二十三日。

头痛渐止，久坐则眩晕，咳嗽则腹部掣痛，舌苔已化，脉细滑而濡，再以柔降镇逆。

明天麻三钱，三角胡麻三钱同炒　晚蚕砂三钱，布包　橘子络钱五　陈香橼钱五　黑芝麻三钱，霜桑叶三钱同炒　磁朱丸五钱，布包　丝瓜络三钱　益元散四钱，鲜荷叶一角包刺　焦山栀钱五　决明子三钱　朱赤苓四钱　紫贝齿二两，九孔石决明二两先煎　怀牛膝三钱，醋炒　制半夏钱五，粉草五分同炒　建泻三钱　白蒺藜三钱，去刺　细枝川斛三钱，先煎

四诊：八月二十五日。

头痛已止，起坐则头晕，气分短促，呼吸则两胁掣痛，舌绛无苔，拟再以柔降和络。

明天麻三钱，三角胡麻三钱同炒　晚蚕砂三钱，布包　丝瓜

络三钱 朱茯神四钱 黑芝麻三钱，霜桑叶三钱同炒 磁朱丸三钱，布包 嫩桑枝五钱 料豆衣三钱 沙蒺藜三钱，布包 当归身三钱，酒炒 杭白芍五钱，香橼皮钱五同炒 首乌藤五钱

五诊：八月二十七日。

头部眩晕已止，右偏头脑尚痛，耳鸣，两胁肋按之不痛，咳痰转侧皆痛，两腿酸软无力，再以镇逆柔降。

明天麻三钱，三角胡麻三钱同炒 丝瓜络三钱，桑叶一两同炒 陈香橼钱五 磁朱丸四钱，布包 黑芝麻三钱，霜桑叶三钱后炒 归须三钱，酒炒 怀牛膝三钱 紫贝齿二两，真珠母二两，同先煎 晚蚕砂三钱，布包 秦艽二钱，酒炒 真郁金钱五 料豆衣三钱 沙蒺藜三钱，布包 赤芍钱五 沉香曲四钱，布包 全栝楼四钱，火麻仁四钱同打

六诊：八月二十九日。

脘胁痛势已止，烦劳则头晕目胀，左轻右重，右目努而昏蒙，两寸关脉细滑，治宜柔养平肝，安和络分。

明天麻三钱，三角胡麻三钱同炒 细枝川斛三钱，先煎 晚蚕砂三钱，布包 紫贝齿二两，真珠母二两先煎 黑芝麻三钱，霜桑叶三钱同炒 密蒙花三钱，酒炒 决明子三钱 朱茯神四钱 甘菊花钱五，去净蒂 沙蒺藜三钱，酒炒 怀牛膝三钱 磁朱丸五钱，布包 丝瓜络三钱，桑枝五钱同炒 料豆衣三钱 火麻仁五钱，去油

七诊：八月三十一日。

诸恙向安，大便干结，两腿足酸楚无力，两脉细弦无力，拟再柔养和络。

霜桑叶三钱，黑芝麻三钱同炒 归身三钱 桑寄生三钱 厚杜仲三钱，盐水炒 沙蒺藜三钱，布包 首乌藤一两 丝瓜

络三钱　新会皮一钱　金狗脊三钱，去毛　川续断三钱，盐水炒　朱茯神四钱　火麻仁四钱，去油　健步虎潜丸三钱，布包　焦苡米三钱　真珠母四两，先煎　料豆衣三钱

八诊：九月二日。

头部余热不清，腿足渐渐有力，腰部酸楚，两脉细濡，病渐转机，再以柔降和络。

细枝川斛三钱，先煎　归身三钱　怀牛膝三钱，秦艽钱五同炒　新会皮一钱　霜桑叶三钱，黑芝麻三钱同炒　首乌藤一两　厚杜仲三钱，盐水炒　火麻仁四钱，去油　金狗脊三钱，去毛　川续断三钱，盐水炒　真珠母四两，先煎　粉丹皮钱五，盐水炒　桑寄生三钱　丝瓜络三钱　朱茯神四钱　焦苡米三钱　健步虎潜丸四钱，布包　料豆衣三钱　沙蒺藜四钱，布包

九诊：九月五日。

两腿渐渐有力，晨起头部沉重，背脊作痛，舌苔白，大便干结，病已向痊，拟再柔降和络。

细枝川斛三钱，先煎　首乌藤一两　怀牛膝三钱　火麻仁三钱　霜桑叶三钱，黑芝麻三钱同炒　归身三钱　真珠母一两，先煎　丝瓜络三钱　香青蒿钱五，粉丹皮钱五同炒　川续断三钱，厚杜仲三钱同炒　桑寄生三钱　朱茯神四钱　沙蒺藜三钱，布包　明天麻三钱，三角胡麻三钱同炒　金狗脊三钱　健步虎潜丸四钱，布包　新会皮一钱　建泻三钱

王右　五十三岁，一月二十三日。

陡然口角偏右歪斜，舌苔黄厚而腻，本强偏左而斜，两脉弦滑有力。病属气郁痰浊互阻厥少二阴络分，亟以通络化痰，柔降调气，防有偏枯之虞。

明天麻三钱，三角胡麻三钱同炒　紫贝齿二两，生石决二两先

煎　陈胆星三钱，姜汁炒　海枫藤三钱　鲜菖蒲三钱，后下　怀牛膝三钱　真郁金三钱　络石藤三钱　鲜枇杷叶三钱，布包　全栝楼一两，家苏子钱五同打　威灵仙三钱　鲜橘子皮三钱，去白　莱菔子三钱　竹沥化痰丸五钱，布包　蛇胆陈皮二分，研细末，以小胶管装，匀两次药送下

南老先生　六十一岁，十月七日。

口角右目歪斜已十余年矣，近因风邪袭络，引动痰浊，右半身痿痹无力，舌苔白腻而厚，两脉细涩，神志昏蒙，亟以宣络化痰。

明天麻三钱　陈胆星钱五　络石藤三钱　赤苓四钱　威灵仙三钱　全当归三钱　豨莶草三钱　建泻三钱　海枫藤三钱　嫩桑枝一两　丝瓜络三钱　怀牛膝三钱　蛇胆陈皮二分，研末，匀两次冲服

二诊：十月九日。

头昏：两目昏蒙，右半身痿痹无力，两脉细弦而涩，舌苔白腻，大便溏泄，口角右目歪斜已经十余年矣。类中之症未可轻视，拟再以和络化痰。

明天麻三钱　络石藤三钱　嫩桑枝一两　丝瓜络三钱　赤苓四钱　苍耳子三钱　海枫藤三钱　金狗脊三钱，去毛　大活络丹一丸，匀两次药送下　全当归三钱　怀牛膝三钱　威灵仙三钱

三诊：十月十一日。

神志昏蒙，面部浮肿，舌苔白腻而厚，两脉细弦而涩，再以前法加减，深虑溲闭足肿。

明天麻三钱　全当归三钱　苍耳子三钱　丝瓜络三钱　绵黄芪三钱　怀牛膝三钱　嫩桑枝一两　赤苓皮四钱　威灵

仙三钱　金狗脊三钱，去毛　汉防己三钱　建泻三钱　大活络丹一丸，匀两次药送下

四诊：十月十三日。

面浮足肿渐消，胃不思纳，昨宵呕吐，大便秘结，小溲甚畅，神志清蒙不定，拟再以前法之中佐以和胃之味。

绵黄芪三钱，防己三钱同炒　苍耳子三钱　鲜枇杷叶三钱，布包　陈胆星钱五　鲜菖蒲三钱，后下　明天麻三钱　威灵仙三钱　姜竹茹三钱　嫩桑枝一两　大活络丹一丸，匀两次药送下　全当归三钱　新会皮钱五　全栝楼五钱，枳实钱五同打　丝瓜络三钱

五诊：十月十六日。

呕吐已止，大便亦通，精神渐复，左脉细弦无力右部细涩，再以金匮法佐以化痰之味。

老箭芪七钱，防己三钱同炒　鲜菖蒲三钱，后下　鲜枇杷叶三钱，布包　威灵仙三钱　明天麻三钱　陈胆星三钱　鲜竹茹三钱　仙露半夏三钱　苍耳子三钱　怀牛膝三钱　全当归三钱　大活络丹二丸，匀两次药送下

六诊：十月十九日。

精神已复，面浮、腿足浮肿均消，微有咳嗽，舌苔白腻，大便溏薄，左脉细弦而缓，按之无力，右细濡，拟以调和脾胃以善其后。

绵黄芪一两　土炒白术四钱　新会皮钱五　丝瓜络三钱　香砂六君子丸五钱　范志曲四钱，布包　连皮苓四钱　嫩桑枝一两　枇杷叶三钱，布包　焦苡米一两　仙露半夏三钱　大活络丹二丸，匀两次药送下

痹　症

黄右　二十七岁，四月十七日。

胸膺痞闷且痛，气逆不舒，舌苔白腻质绛，微有咳嗽，大便干结，两脉弦滑有力，肝郁气滞，互阻胸膈，拟以宣痹化痰，和肝调气。

旋覆花二钱　橘半枳术丸五钱　鲜枇杷叶三钱，三味同包　全栝楼五钱，薤白头四钱同打　姜竹茹三钱　家苏子钱五　厚朴花钱五，川连七分同炒　代赭石一两，先煎　姜炒山栀钱五　苦杏仁三钱，去皮尖　真郁金二钱　冬瓜子一两　青黛拌灯芯一钱　生海石五钱，先煎

二诊：四月二十日。

胸痛虽止，痞闷不舒，咳嗽已愈，大便亦通，舌苔白腻，两脉渐平，病已见效，再以原法加减。

全栝楼五钱，薤白头四钱同打　橘半枳术丸五钱，布包　姜竹茹三钱　麸枳壳钱五　旋覆花二钱，代赭石一两同包　厚朴花钱五，川连七分同炒　家苏子钱五　姜炒山栀钱五　鲜枇杷叶三钱，布包　真郁金钱五　佛手片三钱　制半夏二钱　生熟麦芽各三钱　冬瓜子一两

郭右　二十七岁，五月八日。

胸背掣痛，旁支两胁，中心烦杂，气逆不舒，舌苔白，带下如注，胸部阵痛，两脉弦滑。气与饮水互阻，拟以宣痹化水。

旋覆花二钱，逍遥丸五钱，同包　全栝楼五钱，薤白头四钱同打　四制香附三钱　大腹皮三钱　厚朴花钱五，川连七分同炒

台乌药钱五　延胡索钱五　制半夏三钱　新绛屑钱五　乌贼骨三钱　粉萆薢三钱　赤猪苓各三钱　建泻三钱

史右　四十六岁，四月二十六日。

头巅起瘰作痒，腰腿疼痛拘挛无汗，舌苔白腻而厚，两脉细濡。营虚寒湿困顿脾胃，拟以宣痹温络。

大豆卷三钱，防己三钱同炒　苍耳子三钱　怀牛膝三钱　粉萆薢三钱　明天麻钱五，三角胡麻三钱同炒　海枫藤三钱　路路通三钱　淡附片钱五，盐水炒　威灵仙三钱　络石藤五钱　白鲜皮三钱　全当归四钱　嫩桑枝一两　丝瓜络三钱　川续断三钱　焦苡米一两

二诊：五月二日。

头巅起瘰作痒已减，两腿疼痛不止，阵阵形寒，舌苔垢厚，大便五日未通，两脉细弦无力，病实正虚，姑再以温和表里。

全当归三钱，粗桂枝一钱同炒　威灵仙三钱　金狗脊五钱，去毛　粉萆薢三钱　淡附片钱五，盐水炒　怀牛膝三钱　川续断三钱，盐水炒　白鲜皮三钱　淡吴萸钱五，川连五分同炒　苍耳子三钱　汉防己三钱　路路通三钱　络石藤三钱　海枫藤五钱　赤苓皮四钱　建泻三钱

涌泉膏，两张贴两足心。

藏右　五十一岁，四月二十六日。

两手臂疼痛，不能高举，遍体作痒，两腿酸痛，左腿足浮肿，两脉细濡而涩。病属脾虚有湿，胃中酸酵不化，拟以宣痹和络，防转关节之痛。

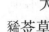

大豆卷三钱，汉防己三钱同炒　焦苡米一两　威灵仙三钱　豨莶草一两　西秦艽二钱，全当归三钱同炒　制半夏三钱　苍

耳子三钱　怀牛膝三钱　淡附片钱五，川连七分同炒　制苍术三钱　海桐皮三钱　路路通三钱　赤猪苓各四钱　嫩桑枝一两

王左　十八岁，四月二十八日。

两腿肿胀起瘰，既痛且痒，舌苔浮黄而厚，两脉弦滑且数。青年体虚，湿热下注，亟以宣痹化湿。

大豆卷三钱　白鲜皮三钱　花槟榔三钱　建泻三钱　汉防己三钱　粉萆薢三钱　海桐皮三钱　焦苡仁一两　茵陈蒿二钱　地肤子三钱　赤猪苓各三钱　嫩桑枝一两　丝瓜络三钱　冬瓜皮一两　生草梢钱五

张右　六十岁，一月二十二日。

一身尽疼痛抽掣，无微不至，背部见风则冷，舌绛无苔，左脉弦滑有力，右细濡。肝郁不舒，寒湿痹于络分，拟以疏和营卫，分利化湿。

粗桂枝一钱，全当归五钱，同炒　西秦艽二钱　赤苓皮四钱　大腹皮三钱，洗净　嫩桑枝一两　建泻三钱　焦苡仁四钱　逍遥丸四钱，布包　丝瓜络三钱　威灵仙三钱　佛手片三钱　四制香附三钱　香橼皮三钱

二诊：一月二十五日。

背部形寒疼痛均愈，四肢酸楚，两足清冷不温，左脉弦滑有力，右部细濡，再以温和络分，疏调肝木。

粗桂枝钱五　全当归四钱，布包　西秦艽二钱，赤芍二钱同炒　威灵仙三钱　淡吴萸钱五，川连七分同炒　嫩桑枝一两　四制香附三钱　焦苡米三钱　旋覆花二钱，逍遥丸五钱同包　丝瓜络三钱　怀牛膝三钱　香橼皮二钱　鲜煨姜七分　大红枣十枚

胃病

刘左 五十三岁，四月十七日。

春寒料峭，胃病复发，呕吐酸苦黄水且有血丝，面黄无华，气分短促，舌苔黄厚，大便干结，两脉弦滑而数。营阴大亏，胃病已久，拟以镇逆安中以观其后。

旋覆花二钱　左金丸二钱　鲜枇杷叶三钱，三味同包　鲜竹茹三钱，姜汁炒　干芦根一两，去节　鲜橘子皮四钱，去白　煨姜七分　苏子霜钱五　川军炭钱五，后下　顶头赭石一两，先煎　冬瓜子一两

二诊：四月十九日。

呕吐虽止，左胁部作痛，其势颇剧，心跳气促，舌苔黄厚，两脉细弦而滑。胃病及胁，深虑动络见红，姑再以昨法加减味，备候高明政定。

旋覆花钱五　左金丸钱五　鲜枇杷叶三钱，三味同包　姜竹茹三钱　小枳壳钱五，栝楼皮四钱同炒　焦麦芽四钱　橘子络钱五　家苏子钱五　陈廪米一两，布包　丝瓜络三钱　苦杏仁三钱，去皮尖　鲜橘皮三钱，去白　薤白头四分，研细末，小胶管装好，匀两次药送下

杨女士 二十四岁，八月二十五日。

胃脘肿胀，食之过半必痛，痛则干恶，舌苔白质绛，口渴思饮，饮已则中脘不舒，两脉细弦而弱。胃病久，营养大亏，拟以疏和安中。

旋覆花二钱　左金丸钱五　鲜枇杷叶三钱，三味同包　鲜煨姜七分　顶头赭石一两，先煎　鸡内金三钱　制半夏三

钱　生瓦楞壳一两，先煎　鲜佛手三钱　姜竹茹三钱　新会皮钱五　四制香附三钱　赤苓皮三钱　建泻片三钱

狗宝三分，戈制半夏二分，二味同研细末，以小胶管装，匀两次药送下。

二诊：八月二十八日。

屡进疏和安中之味，胃病未发，纳谷渐增，饮水过多则中脘仍痛，带下甚多，舌苔白，左脉细弦而缓右细濡，前法既效毋庸更张。

旋覆花二钱　左金丸钱五　鲜枇杷叶三钱，三味同包　乌贼骨三钱，洗净　顶头赭石五钱，先煎　新会皮钱五　四制香附三钱　生瓦楞壳一两，先煎　鸡内金三钱　制半夏三钱　姜竹茹三钱　槟榔炭三钱　焦苡仁四钱　扁豆衣三钱，炒　赤苓皮四钱　建泻二钱

狗宝三分，弋制半夏五分，二味同研细末，小胶管装，匀两次药送下。

王左　二十二岁，四月二十四日。

胃病已久，跃动不安，痛掣两胁，后引腰际，气逆作嗳，两脉细弱无力。青年中气不足，姑以香运和中。

香砂平胃丸五钱，布包　旋覆花二钱，左金丸钱五同包　鲜煨姜七分　延胡索钱五　陈香橼钱五　鸡内金三钱　香砂仁钱五　建泻二钱　佛手片三钱　新绛屑钱五　连皮苓四钱　麸枳壳钱五　制半夏二钱

二诊：四月二十七日。

胃脘跃动已止，两胁掣痛，其势亦缓，气逆不舒，舌苔白腻，两脉细弱无力。胃病已久，饮水不化，再以前法加减。

旋覆花二钱　顶头赭石一两，布包　鲜煨姜七分　附子理中丸五钱，布包　赤苓四钱　新绛屑钱五　生熟赤芍各钱五　枳壳钱五，同炒　建泻三钱　淡吴萸钱五，川连七分同炒　佛手片三钱　鸡内金三钱，香砂仁钱五同炒　制半夏三钱　陈廪米一两，炒焦煎汤代水

寇左　四十二岁，一月十七日。

卧则冲气上逆，咳嗽吐痰，因此不能安寐，舌苔浮黄腻厚，左脉弦滑，右部细弱。胃有饮浊，消化不良，拟以灵枢法加减。

制半夏三钱，粉草钱五同炒　旋覆花二钱　代赭石一两　鲜枇杷叶三钱，三味同包　苦杏仁三钱，去皮尖　制厚朴钱五，川连七分同炒　北秫米一两，布包　新会皮钱五　莱菔子三钱，布包　苏子霜钱五　姜竹茹三钱　川军炭钱五，后下　赤苓四钱　建泻三钱

明矾三分，真郁金二两，二味同研细末，以小胶管装好，匀两次药送下。

二诊：一月二十二日。

进灵枢法佐以澄清化浊之味，气逆已平，痰涎亦少，舌苔未化，胃纳尚佳，左脉弦滑右部细弱，再以前法加减。

旋覆花二钱　橘半枳术丸五钱　鲜枇杷叶三钱，三味同包　制厚朴钱五，川连七分同炒　苦杏仁三钱，去皮尖　鲜橘子皮四钱，去白　淡吴萸钱五，赤芍钱五，同炒　顶头赭石一两，先煎　川军炭钱五，后下　家苏子钱五，莱菔子钱五同炒　北秫米一两，布包　赤苓皮四钱

明矾五分，真郁金三分，二味同研细末，以小胶管

装好，匀两次药送下。

齐女士 十九岁，四月十八日。

左胁及虚里跃动且胀，乍轻乍重，胸闷气滞，舌苔白质绛，大便溏泄，左脉细濡右弦滑。胃中停饮之症，拟以疏泄分化。

旋覆花钱五，布包 真新绛屑钱五 赤苓皮四钱 建泻片二钱 鲜枇杷叶三钱，布包 制半夏二钱，粉草钱五同炒 大腹皮三钱，洗净 方通草钱五 全栝楼五钱，家苏子钱五同炒 鲜佛手三钱 猪苓三钱 青葱须三钱，洗净酒浸

上上落水沉香末一分，真琥珀末二分，二味同研，以小胶管装好，匀两次送药下。

二诊：四月二十一日。

左胁与虚里动胀均减，胸闷较舒，大便未泻，小溲渐畅，舌苔白质绛，两脉细弦而濡。饮停化而未净，再以疏泄胃中之水。

旋覆花钱五 鲜枇杷叶三钱 逍遥丸四钱，三味同包 全栝楼五钱，家苏子钱五同炒 鲜佛手三钱 猪苓四钱 制半夏钱五，粉草钱五同炒 连皮苓四钱 建泻片三钱 真新绛屑钱五 大腹皮三钱，洗净 青葱须三钱，酒洗浸

上上落水沉香末一分，真琥珀末二分，二味同研，以小胶管装好，匀两次药送下。

关 格

田左 六十一岁，十二月十九日，丞相胡同。

呃逆昼夜不止，甚则气逆上冲欲厥，舌苔黄厚，口

味甚重，左脉弦滑有力，右部细弦而涩。高年禀质素健，饮食失调，冲气上逆，拟以镇逆安中。

旋覆花二钱，布包　莱菔子二钱　姜竹茹三钱　怀牛膝三钱　冬瓜子一两　顶头赭石一两，先煎　公丁香两枝　鲜煨姜七分　生熟谷麦芽各三钱　陈廪米一两，布包　家苏子霜钱五　老刀豆子三钱　生敲瓦楞壳一两，先煎　赤苓皮四钱　建泻三钱　柿蒂一钱

二诊：十二月二十日。

呃逆虽上，右寸关脉滑数且急，胃络未安，舌苔白腻质绛，大便未通，病虽见效，再以镇逆安络，宜乎闭目凝神，安心静摄。

旋覆花三钱，布包　鲜枇杷叶三钱，布包　生敲瓦楞壳一两，先煎　公丁香两只　焦麦谷芽各三钱　苏子霜钱五　北秫米一两，布包　老刀豆子三钱　冬瓜子一两　赤苓四钱　顶头赭石一两，先煎　法制半夏二钱　姜炒竹茹三钱　怀牛膝三钱　建泻三钱

上上小川连二分，淡干姜二分，二味同研细末，以小胶管装，匀两次药送下。

三诊：十二月二十一日。

呃逆止而复作，气冲上升，犯及左耳后，咽关皆痛，舌苔白腻而滑，质绛，左边花剥，左脉细滑而涩，右部滑数且动。病已旬日，呃甚胃阴重伤，意中事也，而冲气挟虚火上升亦难免之事，姑再以镇逆安胃兼顾中焦之阴，防增口糜，宜乎静坐勿动。

旋覆花二钱，布包　姜竹茹三钱　鲜枇杷叶三钱，布包　苦杏仁三钱，去皮尖　建泻片三钱　顶头赭石一两，先煎　鲜

橘子皮三钱，去白　老刀豆子三钱　朱茯神四钱　冬瓜子一两　苏子霜钱五　生熟赤芍各二钱，枳壳一钱同炒　全栝楼五钱　赤苓皮四钱　鲜金斛露四两，匀两次冲入药内　陈廪米一两，煎汤代水

四诊：十二月二十二日。

呃逆间作，冲气未动，左脉细濡且滑，较前昨两日为缓，右弦滑有力，动作则呃即发作，明日丑刻冬至，拟以镇逆生津，安和胃气，千万休养少劳，至嘱至嘱。

旋覆花二钱，布包　鲜枇杷叶三钱，布包　全栝楼五钱　冬瓜子一两　鲜橘子皮三钱，去白　代赭石一两，先煎　苏子霜钱五　怀牛膝三钱　老刀豆子三钱　柿蒂一钱　川贝母三钱，去心　苦杏仁三钱，去皮尖　生敲瓦楞壳一两，先煎　朱茯神四钱　姜竹茹三钱　陈廪米一两，煎汤代水　鲜金斛露四两，匀两次冲入药内

五诊：十二月二十三日。

呃逆偶作，其势甚微，冲气未动，冬至安然而过，可喜可慰，左脉细缓而濡，右寸关仍滑，舌苔黄质绛，咳嗽有痰，大便未通，病似见效，拟再以镇逆安和、生津化痰，仍须安卧少劳。

旋覆花二钱，布包　川贝母二钱，去心　鲜橘子皮三钱，去皮　新会皮钱五　冬瓜子一两　苦杏仁三钱，去皮尖　顶头赭石一两，先煎　老刀豆子三钱　朱茯神四钱　生熟谷麦芽各三钱　柿蒂一钱　赤苓皮四钱　苏子霜钱五　姜竹茹三钱　全栝楼五钱　仙露半夏二钱　小川连七分　建泻三钱　陈廪米二两，煎汤代水　鲜金斛露四两，匀两次冲入药内

六诊：十二月二十八日。

昨宵得寐安而小逸，顷间起坐略见气促，呃逆未作，舌绛有裂纹，口干不思饮，大便未通，左寸关脉细弦且滑，右寸关弦滑。气分因冲呃而伤，胃阴不复，拟再以灵枢法加味，佐以生津救液之味。

旋覆花二钱，布包　苏子霜钱五　老刀豆子三钱　姜竹茹三钱　怀牛膝三钱　北秫米一两，布包　鲜枇杷叶三钱，布包　生敲瓦楞壳一两，先煎　苦杏仁三钱，去皮尖　朱茯神四钱　顶头赭石一两，先煎　仙露半夏三钱　全栝楼五钱　生熟谷麦芽各三钱　建泻片三钱　柿蒂一两　冬瓜子一两　炙陈皮钱五　萸川连七分　鲜橘子皮三钱，去净白　鲜梨一个，连皮去核切片　鲜金斛露四钱，匀两次冲入　陈廪米二两，煎汤代水

七诊：十二月二十六日。

两脉已平，呃逆冲气皆未发作，大便欲解不得，昨宵夜寐不安，舌上垢苔已化，质绛，口粘，正式之苔未见，乃胃阴尚未全复，拟再以前法加减，仍须休养安静自摄，饮食宜慎，不可动气，至嘱千万。

旋覆花二钱，布包　苏子霜钱五　仙露半夏二钱，萸川连七分同炒　生海蛤壳一两　生敲瓦楞壳一两，二味打先煎　姜竹茹三钱　北秫米一两，布包　全栝楼五钱　鲜枇杷叶三钱，布包　朱茯神四钱　顶头赭石一两，先煎　法炙陈皮钱五　老刀豆子三钱　鲜橘子皮三钱，去白　怀牛膝三钱　白蒺藜三钱，去刺　生熟谷麦芽各三钱　柿蒂一钱　鲜金斛露四两，匀两次冲入药内　陈廪米二两，煎汤代水

八诊：十二月二十九日。

更衣两次，先干后泻，畅而且多，舌苔薄白质绛，

两脉如常和缓，可喜，胃纳不和味，呃逆最伤胃阴，拟以甘和运中，希图渐渐康复也。

香砂养胃丸五钱　鲜枇杷叶三钱　北秫米一两，三味同布包　仙露半夏二钱，萸川连七分同炒　料豆衣三钱　姜竹茹二钱　法制陈皮钱五　粉丹皮钱五，姜炒　生熟谷麦芽各三钱　老刀豆子三钱　怀牛膝三钱　连皮苓四钱　陈廪米二两，布包，煎汤代水

李右　六十一岁，一月十四日。

左脉寸关细涩不起，尺部弦滑而数，右部细弦而滑，呕吐痰涎，食后停顿不下，左边腹部有形积聚，按之作响，上逆中焦则吐且不能食，其病在胃，其原在肾也，关格重症，备候高明政定。

旋覆花二钱　左金丸一钱　鲜枇杷叶三钱，三味同包　姜竹茹三钱　淡干姜一钱　苏子霜钱五　顶头赭石五钱，先煎　公丁香二只　生瓦楞壳一两，先煎　仙露半夏三钱　老刀豆子三钱　姜炒山栀钱五　上上紫油桂一分，研细末，以小胶管装好，匀两次药送下

白左　六十岁，七月二十八日。

两脉细弦且迟，舌苔白腻且滑，饮食不下，其状如噎，甚则作吐，势将噎膈。老年气衰，姑以辛温和胃，防增呃逆。

淡吴萸钱五，姜川连五分同炒　姜竹茹三钱　柿蒂一钱　旋覆花二钱　鲜枇杷叶三钱，同包　煨姜一钱　淡附片钱五　炙陈皮一钱　公丁香二只　代赭石一两，先煎　苦杏仁三钱，去皮尖　刀豆子三钱　戈制半夏五分，研细末，匀两次药送下

钱左　七十二岁，四月二十五日。

面部浮肿胀痛，气逆作呃，两足清冷，舌苔浮黄，左脉细弦，右弦滑。老年中气已衰，阳明不和，拟以镇逆安中，防增泄泻溲闭。

旋覆花二钱　鲜枇杷叶三钱　代赭石一两，三味同包　姜竹茹二钱　柿蒂一钱　怀牛膝三钱　刀豆子三钱　淡附片钱五，盐水炒　苏子霜钱五　公丁香两只　淡吴萸钱五，川连七分同炒　陈廪米五钱，煎汤代水

二诊：四月二十七日。

药后呃逆渐止，面浮不消，两足清冷且肿，两脉细弦滑。高年中气衰而阳明失和，再以昨法加减，病甚重，幸勿轻视。

旋覆花二钱　鲜枇杷叶三钱　顶头赭石一两，三味同包　姜竹茹三钱　公丁香两只　淡干姜七分　淡附片一钱　刀豆子三钱　生瓦楞壳一两，先煎　淡吴萸钱五，川连七分同炒　柿蒂二钱　赤苓皮四钱　苏子霜钱五　焦苡米五钱　陈廪米五钱　鲜苹果一枚，连皮去核，二味煎汤代水

三诊：四月二十九日。

呃逆，日晡而作，势已大减，两足清冷渐温，左侧面部浮肿较消，两脉渐平，病已向愈，拟再以镇逆和中。

旋覆花二钱　鲜枇杷叶三钱　代赭石一两，三味同包　淡吴萸钱五，川连七分同炒　柿蒂二钱　焦苡米四钱　淡附片二钱，盐水炒　刀豆子三钱　赤苓皮四钱　淡干姜一钱　公丁香两只　生瓦楞壳一两，先煎　陈廪米一两，炒焦　鲜苹果一枚，连皮去核切片，二味煎汤代水

消　渴

许左　四十八岁，一月二十六日。

陡然形瘦，面黄口渴，舌本发木，夜间小溲频数，两腿酸软。病乃消渴，由浅入深，亟以金匮法加味。

潞党参五钱，枳壳一钱、白米三钱同炒　全栝楼五钱　麸炒白术三钱　焦麦芽四钱　南沙参三钱　块滑石五钱，布包　陈莱菔英一两，布包　丝瓜络三钱　肥玉竹三钱　瞿麦穗三钱　肥知母钱五，盐水炒　猪胰子二个，用料酒洗净，煎汤代水

二诊：一月二十八日。

药后小溲渐爽，渴饮不已，昨夜咳嗽颇剧，两耳鸣响，舌苔黄厚，口味作苦，两脉细数。消渴重症，治之非易，拟再以前法加味。

潞党参五钱，枳壳一钱、白米三钱，同炒　全栝楼一两　瞿麦穗三钱　川贝母三钱，去心　南沙参三钱　鲜枇杷叶三钱，布包　冬瓜子皮各五钱　苦杏仁三钱，去皮尖　肥玉竹三钱，盐水炒　块滑石五钱，布包　陈莱菔英三钱，布包　新会皮一钱　赤苓皮四钱　丝瓜络三钱　嫩桑枝五钱　猪胰二个，用料酒洗净，煎汤代水。

黄　疸

查女士　十七岁，八月十九日。

面色黄浊，中脘烦杂，夜寐惊惕不安，腹部阵痛，大便干结，舌苔黄厚，两脉细弦而濡。湿热蕴蓄少阳、

阳明，留恋不化，拟以轻香泄化，安和胃气。

省头草钱五，后下　栝楼皮四钱，枳壳钱五同打　鹿衔草三钱　冬瓜子一两　朱茯神四钱　白蒺藜三钱，去刺　焦山栀钱五　枯子芩钱五　赤苓皮四钱　制半夏钱五，川连七分同炒　绿茵陈三钱　姜竹茹三钱　郁李仁三钱，酒浸透　建泻二钱　香青蒿钱五

酒制大黄二分，白蔻仁二分，二味同研末，装胶管，匀两次药送下。

二诊：八月二十二日。

面目黄浊渐退，中脘已舒，惊惕亦除，大便两次仍未畅利，小溲渐多，两脉细濡，拟再以温胆和中，分利化温。

香青蒿钱五　制半夏二钱，川连七分同炒　朱茯神四钱　冬瓜子一两　绿茵陈三两　姜竹茹三钱　鹿衔草三钱　方通草钱五　焦山栀钱五　枯子芩钱五　全栝楼五钱，小枳实钱五同打　新会皮钱五

酒制大黄二分，白蔻仁二分，二味同研，装胶管，匀两次药送下。

三诊：八月二十五日。

面目发黄渐渐退净，大便通而不畅，神烦善怒，牙床攻动作痛，两脉细弦而滑，再以轻泄苦化，分利阳明。

香青蒿钱五　姜竹茹三钱　焦山栀二钱　块滑石五钱，布包　绿茵陈三钱　全栝楼五钱，小枳实钱五同打　郁李仁三钱，酒浸　生石决一两，先煎　粉丹皮钱五　新会皮一钱　真郁金二钱　小木通一钱　酒制大黄二分，研末，装小胶管，匀两

次药送下

四诊：八月二十七日。

屡进温胆分化，目黄退净，二便亦调，神烦较减，牙痛不已，舌苔薄黄，两脉弦滑，拟再以泄化余邪。

香青蒿钱五　绿茵陈三钱　块滑石五钱，布包　姜竹茹三钱　粉丹皮钱五　全栝楼五钱，小枳实钱五同打　生石决一两，先煎　佛手花一钱　焦山栀钱五　真郁金二钱　赤芍药钱五　小川连一钱　冬瓜子皮各五钱　小木通一钱

肿　胀

张右　六十八岁，四月二十五日。

两脉弦滑有力，头晕且响，腰与少腹胀痛颇剧，攻动无定，小溲艰涩不畅。老年肾气已衰，肝阳上越，姑以厥少，二阴同治，防其足肿溲闭。

明天麻钱五，三角胡麻三钱同炒　全当归五钱　淡附片一钱，川连七分同炒　佛手花七分　西秦艽二钱　威灵仙三钱　连皮苓一两　延胡索二钱　苍耳子三钱　怀牛膝三钱　粉萆薢三钱　生草梢钱五　嫩桑枝一两　建泻片二钱

二诊：四月二十八日。

进镇逆分渗之味，诸恙均减，舌苔黄厚而腻，左脉细弱，右细濡，左以肝肾同治，以善其后。

明天麻钱五，三角胡麻三钱同炒　威灵仙三钱　连皮苓五钱　盐知母钱五　首乌藤一钱　淡附片一钱，盐水炒　台乌药钱五　鲜佛手三钱　全当归三钱，秦艽钱五同炒　粉萆薢三钱　建泻片三钱　真珠母一两，先煎　焦苡仁五钱　生草梢

钱五

杨左 五十一岁，四月二十八日，骡马市大街。

身热不扬，咳嗽咽痒，气逆作喘，面浮，肾囊及两腿足肿胀颇剧，舌苔白，两脉细弦滑，小溲频数，病六七日，饮水溢于络分，外感风寒，拟以宣痹化饮。

大豆卷三钱，西秦艽二钱同炒　苦杏仁三钱　厚朴花钱五　连皮苓一两　猪苓四钱　建泻三钱　汉防己三钱　家苏子二钱　路路通三钱　制半夏三钱　嫩桑枝五钱　丝瓜络三钱　嫩前胡钱五，麻黄三分同炒　甜葶苈一钱，焙　白术皮四钱　大腹皮三钱，洗净　海桐皮三钱　盘龙草二两，煎汤代水

二诊：四月二十日。

咳喘不能平卧，咽痒，气促，肾囊及两腿足浮肿且冷，舌苔白腻，两脉细弦而滑，大便尚调，小溲依然频数不畅，病已十日，饮水流溢络分复感风寒，拟再以宣解分利，忌食咸味。

嫩前胡钱五，麻黄汤煮透　制半夏三钱　连皮苓五钱　建泻三钱　海桐皮三钱　大豆卷三钱，防己三钱同炒　苦杏仁三钱，去皮尖　野猪苓四钱　生草梢钱五　淡附片一钱，盐水炒　路路通三钱　花槟榔三钱　嫩桑枝一两　丝瓜络三钱　甜葶苈一钱，大枣五枚同包　盘花草一两

三诊：四月二十二日。

咳喘渐减，腿肿不消，上延脐部，肾囊肿胀且坠，清冷不温，舌苔白，细弦而濡。年逾知命，脾肾两衰，水温不化，拟再以宣痹温化，势将臌胀，忌食咸味为妥。

大豆卷三钱，汉防己三钱同炒　淡干姜钱五　冬瓜皮一两

木猪苓四钱　粗桂枝钱五，秦艽三钱同炒　淡吴萸钱五，赤芍钱五同炒　路路通三钱　赤苓皮一两　淡附片三钱　白术皮四钱　大腹皮三钱　川椒目一钱　桑白皮二钱　甜葶苈一钱，大枣五枚同包　盘龙草一两

四诊：四月二十三日。

咳喘已止，肾囊及两腿足浮肿不消，小溲渐畅，舌苔白，两脉细弦而濡。脾肾寒湿，凝聚不化，再以前法加减，忌食咸味。

大豆卷三钱，汉防己三钱同炒　淡干姜片三钱　路路通三钱　川椒目二钱　粗桂枝钱五　淡吴萸钱五　赤猪苓各四钱　建泻三钱　淡附片三钱　白术皮四钱　冬瓜子一两　香橼皮三钱　大腹皮三钱　麸枳壳钱五　盘龙草四两，煎汤代水

五诊：四月二十四日。

两腿浮肿渐消，肾囊肿胀依然，四肢清冷不温，舌苔白腻，两脉细弦而濡，小溲渐畅。脾肾寒湿，化而未净，拟再以宣痹温化，忌食咸味。

大豆卷三钱，汉防己三钱同炒　淡干姜钱五　茯苓皮一两　怀牛膝三钱　粗桂枝二钱，秦艽二钱同炒　淡吴萸二钱，赤芍二钱同炒　大腹皮三钱，洗净　木猪苓五钱　淡附片三钱，盐水炒　路路通三钱　川椒目三钱　白术皮一两　焦苡米一两　建泻三钱　香橼皮三钱　盘龙草四两，煎汤代水

六诊：四月二十九日。

屡进温化分利之剂，腹部与肾囊两腿足浮肿均消，两足清冷亦渐温和，舌苔白腻，两脉细弦而滑，小溲渐渐如常，病已向愈，拟再以前法加减，以善其后，仍须忌食咸味为妥。

大豆卷三钱，汉防己三钱同炒　淡干姜皮一钱　大腹皮三钱，洗净　怀牛膝三钱　粗桂枝钱五　淡吴萸钱五　川椒目二钱　焦苡米一两　淡附片二钱　茯苓皮一两　香橼皮三钱　猪苓四钱　焦白术四钱　建泻片三钱　金狗脊五钱，去毛　全当归四钱

王少爷　五岁，十月十日，半截胡同，一诊。

一身浮肿，腹部胀大，时起时消，反复已非一次，舌苔白。两脉细弦滑数，咳嗽气促，痰声如锯。病在肺脾胃三经，势将涉及心肾，姑以肃降化痰，调达中焦，忌食咸味。

大豆卷三钱　苏子霜钱五　陈莱菔英三钱，布包　制半夏三钱　嫩前胡一钱　汉防己三钱　鲜枇杷叶三钱，布包　炙陈皮钱五　桑白皮三钱　大腹皮三钱，洗净　冬瓜子皮各一两　盘龙草一两，洗净，煎汤代水

二诊：十月十二日。

夜寐较安，浮肿未消，左脉细弦，右脉滑，舌苔白，小溲尚未畅利，再以宣痹化水。

大豆卷三钱　象贝母四钱，去心　鲜枇杷叶四钱　保和丸五钱　莱菔英五钱，三味同布包　花槟榔三钱，杵　赤苓四钱，猪苓四钱同炒　嫩前胡一钱　苍耳子三钱　冬瓜子一两　建泻三钱　桑白皮三钱　汉防己三钱　路路通三钱　佛手片三钱　制半夏三钱　冬瓜皮五钱　盘龙草一两，洗净

三诊：十月十三日。

小溲不畅，大便干结，卧则痰声如锯，其势已减，舌苔白，腹部胀满，两脉细弦而滑，面浮较甚，身肿渐消，再以宣痹化痰。

大豆卷三钱，汉防己三钱同炒　象贝母四钱，去心　苍耳子三钱　鲜枇杷叶三钱，布包　路路通三钱　嫩前胡一钱，麻黄汤煮透去麻黄勿用　苦杏仁三钱，去皮尖　莱菔英五钱，布包　盘龙草一两　鲜荷梗一尺　桑白皮三钱　制厚朴钱五，川连七分同炒　莱菔子三钱　冬瓜子皮各五钱　赤苓皮五钱，建泻三钱同炒

四诊：十月十四日。

药后大便先泄后调，左偏面部浮肿不消，腹胀已软，舌苔白腻，两脉细弦滑数，小溲尚未畅利，拟再以宣痹分利。

大豆卷三钱　桑白皮三钱　制厚朴钱五，川连七分同炒　鲜枇杷叶三钱　冬瓜子皮各五钱　汉防己三钱　象贝母四钱，去心　莱菔子三钱　保和丸五钱，布包　路路通三钱　嫩前胡一钱，麻黄汤煮透去麻黄　苦杏仁三钱，去皮尖　莱菔英一两，布包　盘龙草一两，洗净　海金砂三钱，布包　赤苓皮四钱　建泻片三钱　大腹皮三钱，洗净

五诊：十月十六日。

肺气渐舒，已见喷嚏、鼻涕，面浮渐消，腹胀依然，按之亦软，再以宣痹通利。

大豆卷三钱　制厚朴钱五，川连七钱同炒　冬瓜子皮各五钱　鲜枇杷叶三钱，布包　土炒白术皮三钱　汉防己三钱　大腹皮三钱，洗净　莱菔子三钱　保和丸五钱，布包　桑白皮三钱，水炙　嫩前胡一钱，麻黄汤煮透去麻黄勿用　香橼皮钱五　莱菔英五钱，布包　路路通三钱　海金砂三钱，布包　苦杏仁三钱，去皮尖

盘龙草二两，方通草一两，二味煎汤代水。

六诊：十月十七日。

屡投宣化分利，面浮渐消，腹部按之已软，胀满亦消，二便亦畅，舌苔白质绛，口味甚重，再以宣通中焦，分利足太阳经。

大豆卷三钱，防己三钱同炒　大腹皮三钱，布包　莱菔子三钱　鲜枇杷叶三钱　保和丸五钱　海金砂三钱，三味同布包　焦白术皮三钱　嫩前胡一钱，麻黄汤煮汤去麻黄勿用　香橼皮钱五　莱菔英五钱　路路通三钱　制厚朴钱五，川黄连七分同炒　小枳壳钱五，苦梗一钱同炒　桑白皮三钱，水炙　赤苓皮四钱　建泻三钱，同炒　冬瓜子一两　冬瓜皮一两

盘龙草二两，方通草一两，二味同煎汤代水。

七诊：十月十九日。

感受新凉，昨宵身热颇壮，汗泄而解呕吐，少腹疼痛，旁支两肋，面浮足肿，亟以先治其标。

大豆卷三钱　大腹皮三钱　佛手片三钱　焦苡米三钱　赤苓四钱　嫩前胡一钱　台乌药钱五　保和丸五钱，布包　延胡索钱五　猪苓四钱　制厚朴钱五，川连七分同炒　莱菔子三钱　苦杏仁三钱，去皮尖　方通草钱五　建泻三钱　冬瓜子皮各三钱　丝瓜络三钱　路路通三钱

八诊：十月二十日。

身热虽退，腹部发热、胀痛，有形积聚，大便未通，一身浮肿，两足不温，舌绛苔白，两脉细弦滑数，再以宣痹化水。

大豆卷三钱，郁李仁三钱同打　莱菔子三钱　桑白皮三钱，水煎　赤苓皮四钱　生草梢钱五　嫩前胡一钱　制厚朴钱五，川连七分同炒　苦杏仁三钱，去皮尖　猪苓四钱　海金砂三钱，

布包　汉防己三钱　台乌药钱五　路路通三钱　建泻三钱　淡附片七分，盐水炒

盘龙草二两，方通草一两，二味同煎汤代水。

九诊：十月二十一日。

药后大便一次，酸臭而畅，身肿渐消，两足冷肿依然，少腹疼痛已止，腹部已软，其胀未消，舌苔白腻垢黄而厚，再以宣痹化水。

大豆卷三钱　制厚朴钱五，川连七分同炒　桑白皮三钱，水炙　生草梢钱五　赤苓四钱，建泻三钱同炒　嫩前胡一钱　郁李仁三钱，酒浸　路路通三钱　鲜姜皮七分　猪苓四钱　汉防己三钱　苦杏仁三钱，去皮尖　淡附片一钱，盐水炒　冬瓜皮五钱　莱菔子三钱　台乌药钱五

盘龙草二两，方通草一两，二味同煎汤代水。

十诊，十月二十二日。

大便两次，通利甚畅，小溲亦爽，舌苔白腻有刺，腹部已软，两足冷肿未退，再以宣痹温化，佐以杀虫之味，饮食宜慎。

大豆卷三钱，汉防己三钱同炒　鲜枇杷叶三钱，布包　苦杏仁三钱，去皮尖　使君子三钱，炒　冬瓜子一两　嫩前胡一钱，桑白皮三钱同炒　保和丸五钱，布包　郁李仁三钱，酒浸　鲜姜皮七分　赤苓皮四钱，建泻三钱同炒　制厚朴钱五，川黄连七分同炒　淡附片二钱，盐水炒　花槟榔三钱，杵　莱菔子三钱　猪苓五钱　象贝母四钱，去心　路路通三钱

盘龙草二两，方通草一两，二味煎汤代水。

十一诊：十月二十三日。

大便通而甚畅，两腿足浮肿渐消，少腹胀痛已止，

腹部胀大亦消，两脉细弦微数，再以宣痹温化。

大豆卷三钱，防己三钱同炒　鲜枇杷叶三钱，布包　花槟榔三钱，杵　鲜姜皮七分　佛手片三钱　嫩前胡一钱　桑白皮三钱同炒　加味保和丸五钱，布包　苦杏仁三钱，去皮尖　莱菔子三钱　赤苓皮四钱，猪苓四钱同炒　制厚朴钱五，川连七分同炒　淡附片一钱，盐水炒　郁李仁三钱，酒浸　冬瓜子皮各五钱　建泻三钱　路路通三钱　胡芦巴三钱　肥知母钱五，盐水炒

盘龙草二两，方通草一两，二味同煎汤代水。

十二诊：十月二十五日。

大便溏薄，屡通甚畅，两腿足浮肿渐渐消退，腹部胀大未消，两脉细弦而濡，拟再以宣痹疏通。

大豆卷三钱，汉防己三钱同炒　鲜枇杷叶三钱，布包　淡附片一钱，盐水炒　大腹皮三钱，洗净　猪苓四钱　嫩前胡一钱，桑白皮三钱同炒　加味保和丸五钱，布包　鲜姜皮七分　冬瓜子皮各五钱　香橼皮钱五　制厚朴钱五，川连七分同炒　苦杏仁三钱，去皮尖　莱菔子英各三钱　赤苓四钱，建泻三钱同炒　郁李仁三钱，酒浸　路路通三钱　胡芦巴三钱

盘龙草二两，方通草一两，二味同煎汤代水。

十三诊：十月二十七日。

腹胀渐消，大便滞下甚多，干溏皆有，两脉细弦滑数，胃纳渐开，拟再以宣痹疏化。

大豆卷三钱，汉防己三钱同炒　鲜枇杷叶三钱，布包　淡附片一钱，盐水炒　莱菔子三钱，布包　猪苓四钱　桑白皮三钱，香橼皮钱五同炒　加味保和丸五钱，布包　鲜姜皮七分　冬瓜子皮各五钱　路路通二钱　制厚朴钱五，川连七分同炒　苦

杏仁三钱，去皮尖　大腹皮三钱，洗净　赤苓皮四钱，建泻三钱同炒　胡芦巴三钱　郁李仁三钱，酒浸透

盘龙草二两，方通草一两，二味同煎汤代水。

十四诊：十月二十九日。

一身浮肿渐消，小溲甚畅，左脉细弦，右部弦滑，大便通而甚畅，腹部胀大已消，病已向愈，再以宣痹温化

大豆卷三钱，汉防已三钱同炒　鲜枇杷叶三钱，布包　鲜姜皮七分　赤苓皮四钱，猪苓四钱同炒　苦杏仁二钱，去皮尖　桑白皮三钱，香橼皮三钱同炒　加味保和丸五钱，布包　大腹皮三钱，洗净　路路通三钱　郁李仁二钱，酒浸　制厚朴钱五，川连七分同炒　淡附片一钱，盐水炒　冬瓜皮五钱　胡芦巴三钱　建泻三钱

盘龙草二两，方通草一两，二味同煎汤代水。

十五诊：十月三十一日。

大便屡泄四次，一身浮肿皆消，舌苔白腻，两脉细弱而缓，病已向愈，姑再以运脾化湿，分渗太阳经。

大豆卷三钱　厚朴花钱五，川连七分同炒　淡附片一钱，盐水炒　冬瓜皮五钱　路路通三钱　汉防已三钱　鲜枇杷叶三钱，布包　鲜姜皮七分　赤苓皮四钱，建泻三钱同炒　苦杏仁三钱，去皮尖　桑白皮三钱，水炙　加味保和丸五钱，布包　大腹皮三钱，洗净　猪苓四钱　香橼皮钱五

盘龙草二两，方通草一两，二味同煎汤代水。

十六诊：十一月三日。

一身浮肿皆已消净，大便亦调，两脉细弦而滑，小溲甚畅，两腿足肿冷全退，拟再以运用中焦。

大豆卷三钱　香砂枳术丸五钱，布包　生姜片七分　猪苓四钱　路路通三钱　汉防己三钱　范志曲四钱，布包　冬瓜皮五钱　建泻三钱　生熟谷芽各四钱　淡附片一钱，盐水炒　大腹皮三钱，洗净　赤苓四钱　香橼皮钱五　生熟麦芽各四钱

盘龙草二两，方通草一两，二味同煎汤代水。

十七诊：十一月八日。

面目微现肿状，大便干结，舌苔白，左脉细濡右部弦滑而数，拟再以宣痹和胃。

大豆卷三钱　苦杏仁三钱，去皮尖　鲜枇杷叶三钱　加味保和丸五钱　陈莱菔英三钱，三味同布包　生姜皮一钱　香橼皮钱五，大腹皮三钱同炒　桑白皮三钱，水炙　家苏子钱五　路路通三钱　淡附片一钱，盐水炒　冬瓜子皮各五钱　焦麦芽四钱　赤苓四钱，猪苓四钱同炒　建泻三钱

盘龙草二两，方通草一两，二味同煎汤代水。

腹　痛

张女士　二十一岁，三月十日。

呕吐腹痛颇剧，舌苔白腻而厚，左脉细濡，右弦滑。寒湿气滞凝聚阳明，拟以温和中焦，防其痛甚致厥。

淡附片二钱　淡吴萸钱五　制厚朴钱五　四制香附三钱　鲜佛手三钱　淡干姜七分　焦苍术二钱　赤苓皮四钱　鲜煨姜一钱　生熟赤芍各二钱　台乌药钱五　建泻二钱

二诊：三月十二日。

药后大便屡通四次，腹痛已缓，舌苔白腻而厚，两

脉细弦而涩。寒与气滞凝聚阳明，再以温通并用。

淡附片二钱　制厚朴钱五　台乌药钱五　栝楼仁四钱　单桃仁三钱　淡吴萸钱五　鲜煨姜一钱　生熟赤芍各二钱　赤苓皮四钱　淡干姜一钱　四制香附三钱　小青皮一钱　建泻三钱

上上落水沉香末二分，酒军末三分，二味同研，以小胶管装，匀两次药送下。

三诊：三月十四日。

腹部痛势又缓，舌苔白腻而厚，两脉细弦而滑。寒滞凝聚，壅阻肠胃，拟以温中化滞。

淡附片三钱　焦苍术三钱　败酱草三钱　延胡索钱五　淡吴萸钱五　制厚朴钱五　焦苡米四钱　四制香附三钱　淡干姜一钱　单桃仁三钱　台乌药钱五　肉桂子七分　炮姜七分　木香梗钱五　焦山楂三钱　焦麦芽三钱

四诊：三月十八日。

矢气通而腹痛亦缓，舌苔白腻而厚，左脉弦滑右细濡，寒滞太甚，右胁与少腹痛势减而不止，再以温和分利。

淡附片三钱　焦苍术三钱　逍遥丸四钱，布包　郁李仁三钱，酒浸　建泻二钱　淡吴萸钱五，金铃子钱五同炒　淡干姜钱五　延胡索钱五　四制香附三钱　猪苓三钱　炮姜一钱　肉桂子一钱　单桃仁三钱　赤苓皮四钱　上上落水沉香末二分，装小胶管，匀两次药送下

五诊：三月二十日。

腹痛由右移至左边少腹，舌苔白腻而滑，左脉弦滑右细濡，拟再以温和络分，通导足太阳阳明。

淡附片三钱　焦苍术三钱　单桃仁三钱　赤芍二钱，金铃子钱五同炒　赤苓四钱　淡吴萸钱五　炮姜一钱　郁李仁三钱，酒浸　四制香附三钱　建泻三钱　淡干姜钱五　肉桂子一钱　台乌药钱五　延胡索钱五　青皮一钱

上上落水沉香末二分，酒军二分，二味同研，以小胶管装，匀两次药送下。

六诊：三月二十一日。

左边腹痛止而复作，小溲时腹部必痛，舌苔白腻垢厚，寒湿化而净，拟再以温中化湿。

淡附片三钱　焦苍术三钱　生草梢钱五　赤苓皮三钱　延胡索钱五　淡吴萸钱五　肉桂子七分　鲜佛手三钱　建泻三钱　陈香橼钱五　淡干姜一钱　焦苡米三钱　台乌药钱五　猪苓四钱　炮姜五分

脚　气

张右　二十岁，四月二十日。

两足疼痛，畏热喜冷，舌苔白质绛，两脉细弦滑数。病属湿热下注，乃脚气之一也，拟以分利泄化。

海桐皮三钱　地肤子三钱　猪苓三钱　焦川柏三钱　花槟榔三钱　焦苡米三钱　建泻三钱　块滑石五钱　粉萆薢三钱　赤苓皮四钱　苍耳子三钱　小木通一钱　汉防己三钱　生熟麦芽各四钱

二诊：四月二十二日。

两足疼痛减而不止，时轻时重，畏热喜冷，舌苔白质绛，小溲通而不畅，两脉弦滑而数，拟再以分利

化湿。

海桐皮三钱　焦川柏二钱　苍耳子三钱　朱连翘三钱　花槟榔三钱　地肤子三钱　块滑石五钱，布包　生草梢钱五　肥知母二钱，盐水炒　粉萆薢三钱　焦苡米四钱　鲜佛手三钱　绿茵陈二钱　老鹳草钱五

溲血

徐左　四十六岁，七月二十二日，德国饭店。

小溲频数有血，舌苔白腻而厚，两脉弦滑有力，烦劳少息亟以导赤平肝，宜乎休养静摄。

鲜生地五钱　赤小豆三钱　贯众炭三钱　血余炭三钱　小木通一钱　全当归三钱　赤苓皮四钱　荷叶炭三钱　粉萆薢三钱　扁豆衣三钱　生草梢三钱　韭菜子五分，研细末，小胶管装匀，两次药送下

二诊：七月二十六日。

溲血虽止，混浊不清，滴沥不畅且痛，左脉弦滑右细弦而濡，拟以导赤分利。

鲜生地五钱，佛手三钱同炒　赤小豆三钱　血余炭三钱　生草梢三钱　小木通一钱　全当归三钱　贯众炭三钱　粉萆薢三钱　扁豆衣三钱　赤苓皮四钱　韭菜子五分，研细末，小胶管装匀，两次药送下

便血

文先生　五十四岁，六月十八日，冰窖厂。

胃呆已久，不能进食，忽下利便血并作，其势甚猛，两脉细弱如丝。病已两年，因过服刺激之味，由胃及肠，姑以升其不足，和其中焦，防增呃逆。

煨葛根七分　香砂养胃丸五钱，布包　生熟麦谷芽各五钱　藕节炭三钱　赤小豆三钱　霞天曲四钱，布包　鲜柠檬皮三钱　荷叶炭三钱　全当归三钱　马齿苋三钱　生熟赤芍各二钱　绿升麻五分，川连七分同炒

二诊：六月十九日

便血不止，左脉弦滑，重按无力，右细弦。胃呆已久，伤及大肠，夏至已届，其病可虑，姑以金匮法为治。

赤小豆三钱　淡吴萸钱五，川连七分同炒　藕节炭三钱　血余炭三钱　全当归三钱　苍术炭三钱　生熟谷麦芽各三钱　白头翁三钱，水炙　料豆衣三钱　荷叶炭三钱　炮姜炭七分　香砂养胃丸五钱，布包

三诊：六月二十二日。

便血渐止，胃纳不佳，两脉细弱无力。病虽见效而脾胃早伤，恐非药石所能全功也。

赤小豆三钱　淡吴萸钱五，川连七分同炒　藕节炭三钱　白头翁三钱　全当归三钱　苍术炭三钱　炮姜炭七分　生熟麦谷芽各五钱　料豆衣三钱　荷叶炭三钱　血余炭三钱　香砂养胃丸五钱，布包　扁豆衣三钱　马齿苋三钱　鲜荷叶一角，去蒂

四诊：六月二十五日。

胃纳渐佳，便血有余不净，两脉细弱无力。禀质虚弱，脾胃重伤，姑再以金匮法加味。

赤小豆三钱　淡吴萸钱五，川连七分同炒　藕节炭三钱　扁豆皮三钱　全当归三钱　苍术炭三钱　炮姜炭七分　焦麦谷芽各五钱　料豆衣三钱　荷叶炭三钱　白头翁三钱，水炙　马齿苋三钱　香砂六君子丸五钱，布包　鸡内金三钱，水炙

五诊：六月二十八日。

便血已无，胃纳甚佳，舌苔白，两脉细弱无力。病已向愈，惟禀质虚弱，宜乎静摄休养，以助药力之不足也。

赤小豆三钱　淡吴萸钱五，川连七分同炒　藕节炭三钱　鸡内金三钱，水炙　全当归三钱　苍术炭三钱　炮姜炭七分　焦麦谷芽各五钱　料豆衣三钱　荷叶炭三钱　扁豆衣三钱　焦白术三钱　香砂六君子丸五钱

张右　二十五岁，八月三十日，香炉营六条。

大便挟血而下，日行五六次，昨夜腹疼颇剧，今晨痛止，作胀，舌苔白，两脉细弦而涩，姑以金匮法佐以调气之味。

逍遥丸五钱，布包　全当归三钱　荷叶炭三钱　嫩桑枝五钱　生地炭三钱　杭白芍五钱　枳壳一钱同炒　马齿苋三钱　四制香附三钱，杵　淡吴萸钱五，川连七分同炒　贯众炭三钱　赤小豆三钱　藕节炭三钱　丝瓜络三钱　延胡索钱五

二诊：九月二日。

夜间腹部胀痛虽止，大便挟血而下，共五六次，此之谓肠红是也。姑以金匮法加减。

赤小豆三钱　逍遥丸五钱，布包　鸡内金三钱，水炙　槟榔炭三钱　丝瓜络三钱　全当归三钱　淡吴萸钱五，川连七分同炒　马齿苋三钱　生熟谷麦芽各五钱　嫩桑枝一两　杭白

芍五钱　贯众炭三钱　山楂炭三钱　川军炭钱五　枳壳片一钱

淋　浊

郝左　四十三岁，七月二十一日，灯市口。

余浊未净，溺道作痛，劳动则封口，病已两年，拟以分利淡渗。

川萆薢三钱，盐水炒　肥知母钱五，盐水炒　生草梢三钱　建泻片三钱　粉丹皮钱五，盐水炒　海金砂三钱，布包　绿茵陈三钱　猪苓四钱　青蒿梗钱五　瞿麦穗三钱　赤苓皮四钱　萹蓄三钱　益元散四钱，鲜荷叶一角包刺　扁豆皮钱五　地肤子三钱　威喜丸二钱，匀两次药送下

二诊：八月七日。

余浊留恋不净，舌绛无苔，两脉细弦而滑，按之无力，病延已久，拟以分利淡渗。

粉丹皮钱五，盐水炒　肥知母钱五，盐水炒　香稻芽一两　瞿麦穗三钱　青蒿梗钱五　焦白术三钱　扁豆皮三钱　海金砂三钱，布包　粉萆薢三钱　炙陈皮一钱　料豆皮三钱　生草梢三钱　益元散四钱，鲜荷叶一角包刺　萹蓄二钱　威喜丸二分，匀两次药送下

遗　精

杨左　二十三岁，八月二十九日。

遗泄时作心悸，头晕，左脉细弦滑，右部细弱无

力。青年禀质不充，相火有余，拟以养阴固泄，佐以安神之味。

粉丹皮钱五，盐水炒　朱茯神四钱　绿心黑大豆五钱　盐川柏钱五　远志肉钱五，川连七分同炒　首乌藤一两　生牡蛎五钱，先煎　桑螵蛸三钱　金狗脊四钱，去毛　孔圣枕中丹五钱，布包

二诊：九月三日。

药后遗泄四日未发，头晕心悸减而不已，两脉细弦且弱。青年肾亏，再以泄其有余，补其不足。

粉丹皮钱五，盐水炒　远志肉钱五，炒　川续断三钱，盐水炒　盐川柏钱五　抱茯神四钱　首乌藤一两　盐川连七分　生牡蛎一两，先煎　绿心黑大豆五钱　孔圣枕中丹五钱，布包

肺痈

王先生　四十三岁，八月十一日，纸巷子，一诊。

咳嗽吐血盈口有味，右肺部作痛，舌苔垢厚且腻，左脉细弱而数，右部弦滑。病将一月，由感冒逆传入肺，势已成痈，姑以金匮法加味借觇其后。

鲜苇茎一两，去节　牛蒡子一钱　生海石五钱，先煎　冬瓜子一两　生紫菀一钱　苦杏仁三钱，去皮尖　鲜枇杷叶三钱，布包　鲜荷叶三钱　川贝母三钱，去心　甜葶苈一钱，焙　黛蛤散五钱，布包　生熟麦芽各三钱　犀黄丸七分，匀两次药送下

二诊：十二日。

吐血虽止，咳吐黄痰，其味甚臭，右肺部痛甚已

减，两脉细弦而滑，拟再以金匮法加味，佐以千金之意。

鲜苇茎一两，去节　大红枣十枚　甜葶苈一钱，焙　川贝母三钱，去心　牛蒡子一钱　款冬花三钱　冬瓜子一两　净连翘三钱　苦杏仁三钱，去皮尖　黛蛤散四钱，布包　鲜茅根一两，去节　忍冬藤五钱　生紫菀一钱　犀黄丸七分，匀两次药送下

三诊：八月十三日。

黄痰少而臭味亦减，咳嗽不止，舌苔糙黄而厚，再以前法加减，病虽见效，诸宜小心。

嫩前胡一钱　鲜枇杷叶三钱，布包　鲜苇茎一两，去节　川贝母三钱，去心　鲜荷叶三钱　嫩白前钱五　黛蛤散五钱，布包　净连翘三钱　冬瓜子一两　大红枣十枚　牛蒡子一钱　甜葶苈一钱，焙　忍冬藤五钱　苦杏仁三钱，去皮尖　苏子霜钱五　犀黄丸七分，匀两次药送下

四诊：八月十四日。

咳嗽痰少，臭味亦止，舌苔垢黄而厚，两脉细弦而滑。肺痈渐渐轻浅，胃中宿垢甚多，再以前法加减。

嫩前胡一钱　鲜枇杷叶三钱　黛蛤散五钱　保和丸五钱，三味同布包　甜葶苈一钱，焙　川贝母二钱，去心　家苏子三钱　连翘壳三钱　嫩白前一钱　大红枣十枚　忍冬藤五钱　牛蒡子一钱　鲜苇茎一两，去节　苦杏仁三钱，去皮尖　犀黄丸七分，匀两次药送下

五诊：八月十六日。

咳嗽昼轻晡重，舌苔黄厚而腻，痰味渐少，胃亦思纳，大便干结，两脉细弦滑数，再以前法加减。

嫩前胡一钱　全栝楼五钱，家苏子钱五同打　鲜枇杷叶三钱　黛蛤散四钱　保和丸五钱，布包　川贝母三钱，去心　甜葶苈一钱，焙　大红枣十枚　生海石五钱，先煎　莱菔子钱五　方通草钱五　忍冬藤五钱　犀黄丸七分，匀两次药送下

六诊：八月十七日。

昨宵咳嗽颇剧，吐痰有血，舌苔糙黄而厚，胃不思纳，大便两次，左脉弦滑右细弦，亟以轻宣化毒，兼调胃气。

忍冬藤五钱　嫩白前一钱　鲜枇杷叶二钱　黛蛤散五钱　香砂枳术丸五钱，三味同布包　甜葶苈一钱，焙　苦杏仁三钱，去皮尖　净连翘三钱　川贝母二钱　鲜苇茎一两，去节　姜竹茹三钱　款冬花三钱，布包　桑白皮三钱　大红枣七枚　新会皮一钱　制半夏三钱，粉草一钱同炒　犀黄丸七分，匀两次药送下

七诊：八月十八日。

咳嗽较减，痰黄而稠，舌苔白腻尖绛，左脉细濡，右弦滑，胃不思纳，再以轻宣化痰，兼顾胃气。

款冬花三钱，布包　鲜枇杷叶三钱　黛蛤散四钱　香砂枳术丸五钱，三味同布包　鲜苇茎一钱，去节　甜葶苈一钱，焙　净连翘三钱　牛蒡子一钱　川贝母二钱，去心　姜竹茹三钱　忍冬藤五钱　嫩白前一钱　大红枣十枚　苦杏仁三钱，去皮尖　新会皮钱五　桑白皮三钱　生熟麦谷芽各三钱　犀黄丸一钱，匀两次药送下

八诊：八月二十一日。

咳嗽减而臭痰渐少，胃纳已开，舌苔渐化，左脉已平，右部细弦滑数，病已渐入佳境，拟再以前法加味。

款冬花三钱，布包　川贝母二钱，去心　炙百部三钱　鲜枇杷叶三钱，布包　嫩白前一钱　牛蒡子七分　桑白皮三钱　香砂枳术丸五钱，布包　生紫菀一钱　鲜苇茎一两，去节　甜葶苈一钱，焙　苦杏仁三钱，去皮尖　全栝楼五钱，苏子霜钱五同打　连翘三钱　忍冬藤五钱　冬瓜子一两　犀黄丸一钱，匀两次药送下

九诊：八月二十三日。

咳嗽晨起为甚，臭痰渐少，舌苔垢厚，两脉细弦滑数，昨日停药大便未通，拟再以千金、金匮两法加味。

款冬花三钱，布包　牛蒡子一钱　川贝母二钱　大红枣十枚　连翘三钱　嫩白前一钱　桑白皮三钱　鲜苇茎一两　全栝楼五钱　赤苓四钱　生紫菀一钱　炙百部三钱　甜葶苈一钱　制乳没钱五　建泻三钱　忍冬藤五钱　苏子霜钱五　冬瓜子一两　苦杏仁三钱，去皮尖　犀黄丸一钱，匀两次药送下

十诊：八月二十四日。

昨宵咳嗽较重，痰黄厚，其味如粉香，两脉细弦而滑，右部更甚。肺痈层层蕴伏，拟再以昨法加味。

款冬花三钱，布包　鲜枇杷叶三钱，布包　甜葶苈一钱，焙　冬瓜子一两　牛蒡子一钱　黛蛤散三钱，布包　大红枣七枚　苦杏仁三钱，去皮尖　生紫菀一钱　全栝楼五钱，苏子霜钱五布包　制乳没三钱　姜竹茹三钱　当归须三钱　连翘三钱　忍冬藤一钱　鲜苇茎一两　象贝母四钱，去心　犀黄丸一钱，匀两次药送下

十一诊：八月二十六日。

咳嗽又重，痰味甚臭，大便溏泄两次，其状如沫，两脉细弦而弱，拟再以前法加减。

款冬花三钱，布包　生紫菀一钱　鲜枇杷叶三钱，布包　大红枣十枚　当归须三钱　桑白皮三钱，水炙　川贝母三钱，去心　黛蛤散五钱，布包　制乳没钱五　保和丸五钱，布包　牛蒡子一钱　甜葶苈一钱，焙　陈香橼一钱　连皮苓四钱　鲜苇茎一两，去心　犀黄丸一钱，匀两次药送下

十二诊：八月二十七日。

大便泄泻，左脉细弦而弱，右部弦滑，咳嗽渐减，臭味不止，拟再以前法加味兼顾其中。

款冬花三钱　香砂枳术丸五钱，布包　牛蒡子一钱　鲜枇杷叶三钱，布包　鲜苇茎一两，去节　焦麦芽四钱　甜葶苈一钱，焙　冬瓜皮五钱　连皮苓四钱　大红枣十枚　桑白皮三钱　川贝母二钱，去心　香橼皮钱五　鲜荷叶三钱，去蒂　犀黄丸二钱，匀两次药送下

十三诊：八月二十八日。

大便已调，咳嗽减而不止，痰中尚有臭味，两脉细弦而滑，按之尚匀，病已见效，再以金匮法加减。

款冬花三钱，布包　牛蒡子一钱　葶苈子一钱，焙　鲜荷梗尺许　香砂枳术丸五钱，布包　生紫菀一钱　鲜苇茎一两，去节　香橼皮钱五　冬瓜皮四钱　桑白皮三钱　川贝母三钱，去心　连皮苓四钱　焦麦芽四钱　大红枣十枚　犀黄丸一钱，匀两次药送下

十四诊：八月三十日。

泄泻已止，痰中已见粉色，臭味渐净，咳嗽阵作，两脉弦滑右寸关微数，再以千金、金匮法同治。

款冬花三钱，布包　生紫菀一钱　甜葶苈一钱，焙　鲜荷叶三钱　生熟麦芽各四钱　香砂枳术丸五钱，布包　苦杏

仁三钱，去皮尖　鲜苇茎一两，去节　橘子络钱五　丝瓜络三钱　桑白皮三钱　牛蒡子一钱　酒制陈皮钱五　川贝母二钱，去心　犀黄丸一钱，匀两次药送下

十五诊：九月二日。

昨日咳痰见血，其色先瘀后鲜，盈口而多，咳嗽减而 咳血亦止，左脉细弦滑，右弦滑而数。肺痈有渐渐痊愈之象，拟以甘润和中，化痰祛瘀。

款冬花三钱，布包　生紫菀一钱　生海石四钱，先煎　法制半夏三钱，粉草钱五同炒　香砂枳术丸五钱，布包　鲜茅根一两，去心节　甜葶苈一钱，焙　鲜荷叶三钱　桑白皮三钱　鲜苇茎一两，去节　大红枣十枚　生熟谷麦芽各三钱　川贝母二钱，去心　冬瓜子一两　犀黄丸一钱，匀两次药送下

十六诊：九月四日。

血未再见，咳嗽阵作，痰味渐止，两脉细弦而弱，再以清润和络，姑以消肿化痰之味。

款冬花三钱，布包　鲜苇茎一两，去节　大红枣十枚　鲜荷叶三钱　当归须三钱　生紫菀一钱　梧桐泪三钱　苦杏仁三钱，去皮尖　川贝母二钱，去心　甜葶苈一钱，焙　桑白皮三钱　制半夏三钱，粉草一钱同炒　牛蒡子一钱　冬瓜子一两　犀黄丸一钱，匀两次药送下

十七诊：九月六日。

咳嗽阵作，其痰有粉色，时即有臭味，舌苔垢白，两脉弦滑数，肺痈有渐愈之象，再以金匮、千金两法为治。

款冬花三钱，布包　鲜金斛一两，先煎　甜葶苈一钱，焙　法制半夏三钱　生海石四钱，先煎　生紫菀一钱　苏子霜钱

五　大红枣十枚　苦杏仁三钱，去皮尖　黛蛤散五钱，布包　桑白皮三钱　鲜芦根一钱，去节　梧桐泪三钱　牛蒡子一钱　生熟麦谷芽各三钱　当归须三钱　犀黄丸一钱，匀两次药送下

十八诊：九月九日。

咳嗽昼轻夜重，晨起吐痰尚有臭味，舌苔白，两脉弦滑而缓，再以清润安络。

款冬花三钱，布包　鲜金斛一两，苏子霜钱五同炒　鲜茅根一两　苦杏仁三钱，去皮尖　黛蛤散五钱，布包　生紫菀一钱　鲜芦根一两，去节　真新绛屑钱五　制半夏三钱　生海石五钱，先煎　桑白皮三钱　甜葶苈一钱，焙　牛蒡子一钱　当归须三钱　生熟麦谷芽各三钱　鲜梨皮一个　犀黄丸一钱，匀两次药送下

肠　痈

董左　四十七岁，七月二十五日。

形瘦气促，咳吐黄痰，当脐以上坚硬积聚，按之作痛，大便泄泻，两脉细濡。病属肠痈之类，拟以先治阳明，宜速延专科疗治为要。

款冬花三钱　香砂枳术丸五钱，同包　川贝母三钱，去心　赤小豆三钱　赤苓四钱　香附末三钱　苍术炭三钱　建泻三钱　当归身三钱　贯众炭三钱　银花炭三钱

二诊：七月二十六日。

药后大便见有滞下，舌苔白，两脉细弦，病属当脐肠痈之类，再以先治阳明以觇其后。

款冬花三钱，布包　败酱草三钱　全当归四钱　制乳没

三钱，布包　淡附片一钱，盐水炒　银花炭三钱　贯众炭三钱　四制香附三钱　赤小豆三钱　苍术炭三钱　焦苡米四钱　赤苓皮四钱　建泻二钱

三诊：七月二十七日。

咳嗽虽愈，大便通而不畅，当脐腹部作痛，头晕，寒热时作，漾漾泛恶，两脉细弦无力，再以金匮法加减。

赤小豆三钱　佩兰叶钱五，后下　淡附片一钱，川连七分同炒　紫地丁钱五　全当归三钱　败酱草三钱　贯众炭三钱　淡吴萸钱五，赤芍钱五同炒　焦苡米五钱　银花炭三钱　制乳没三钱，布包　鲜荷叶三钱　香砂六君子丸五钱，匀两次药送下

妇科

调　经

顾右　三十三岁，十月二十二日。

经停两月，一身疼痛，胸闷胁胀，腰酸腹痛，舌苔白腻，口淡无味，食少恶心，两脉细涩。一派肝郁脾困之象，拟以逍遥与启脾之味同治。

银柴胡一钱，水炙　当归身三钱　全栝楼五钱，薤白头三钱同炒　陈香橼钱五　制香附三钱　杭白芍三钱，赤芍钱五同炒　台乌药钱五　真郁金二钱　秦艽二钱　淡吴萸钱五，川连七分同炒　延胡索钱五　苦楝子钱五，炒打　焦麦芽五钱　鸡内金三钱　丝瓜络三钱　沉香曲四钱，布包

二诊：十月二十四日。

药后两脉渐起，胸胁腹部胀痛均减轻，舌苔白腻，胃纳不开，拟再以逍遥法佐以和中之味。

银柴胡一钱，水炙　厚朴花钱五　香橼皮三钱　小青皮钱五　制香附三钱　淡吴萸钱五，川连七分同炒　真郁金钱五　花槟榔三钱　赤芍药三钱，枳壳钱五同炒　全当归三钱，秦艽二钱同炒　延胡索钱五　焦麦芽四钱　新会皮钱五　鸡内金三钱，香砂仁钱五同炒　越鞠保和丸四钱，匀两次药送下

三诊：十月二十八日。

屡进调气和中之剂，诸恙均减，胃纳日增，癸事已通，其势不畅，舌苔白，两脉弦滑，拟再以疏和运中。

紫苏叶一钱　全当归三钱　香橼皮二钱　嫩桑枝五钱　逍遥丸四钱，布包　真郁金钱五　延胡索钱五　丝瓜络三钱　制香附三钱　赤芍药钱五，枳壳钱五同炒　焦麦芽四钱　藕节二十个　鸡内金三钱　香砂仁三钱　新会皮钱五　沉香曲三钱，布包　济坤丹一丸，药送下

杨右　四十六岁，二月三日。

月事前后满腹抽掣，疼痛上掣胸膺，四肢清冷，舌苔白腻而厚，两脉细弦而滑，按之无力。此病每月经行必发，病属寒湿凝阻冲任，拟以回逆法佐以调气之味。

银柴胡一钱，水炙　四制香附三钱　淡吴萸钱五，赤芍钱五同炒　炒金铃子钱五　煨姜七分　杭白芍五分，青皮一钱同炒　延胡索钱五　淡干姜一钱　嫩桑枝一两　丝瓜络三钱　济坤丹二丸，匀两次送下　全当归三钱，桂枝一钱同炒　台乌药钱五　淡附片钱五　香橼皮钱五

二诊：二月六日。

药后少腹抽痛渐减，昼轻夜重，四肢渐温，小溲气坠欲解不得，带下频频，舌苔腻厚，两脉细弦而滑，病已见效，再以前法加减。

银柴胡一钱，水炙　淡吴萸钱五，赤芍钱五同炒　金铃子钱五，炒打　乌贼骨五钱，炒打　赤猪苓各三钱　杭白芍五钱，青皮一钱同炒　淡附片钱五　台乌药钱五　四制香附三钱　建泽泻三钱　全当归五钱，桂枝一钱同炒　淡干姜一钱　延胡索钱五　香橼皮钱五　生草梢钱五

三诊：一月九日。

腹痛减而四肢不温，小溲虽畅，带下不止，舌苔渐化，两脉弦滑，拟再以疏肝和络，分渗化湿。

逍遥丸五钱，布包　杭白芍四钱　四制香附三钱　赤猪苓各四钱　全当归三钱　台乌药钱五　佛手花一钱　建泻片三钱　淡吴萸钱五　香橼皮钱五　肉桂子五分　焦苡米一两　嫩桑枝五钱　丝瓜络三钱　陈皮钱五　附子理中丸四钱，匀两次药送下

白右　四十二岁，八月二日。

癸事一月数至，烦劳动怒则胸闷心跳，舌苔浮黄而厚，两脉弦滑而大。营虚肝呕，冲任失调，拟以先治厥少二阴。

逍遥丸五钱，布包　制半夏三钱，粉草一钱同炒　首乌藤五钱　佛手花一钱　杭白芍五钱，枳壳一钱同炒　四制香附三钱　旱莲草三钱，女贞子三钱同炒　枯子芩钱五　怀生地五钱　朱茯神四钱　嫩桑枝一两　藕节二十个　干荷叶三钱　丝瓜络三钱

二诊：八月五日。

癸事将净，心跳渐缓，舌苔黄厚，口渴思饮，左脉渐平，右脉仍见滑大，拟再以疏肝柔养，兼治阳明。

逍遥丸四钱，布包　首乌藤五钱　制半夏三钱，粉草一钱同炒　嫩桑枝五钱　丝瓜络三钱　杭白芍五钱　旱莲草四钱　制香附三钱　枳壳片钱五，炒　枯子芩钱五　制女贞三钱　佛手花一钱　香稻芽四钱　怀生地五钱　藕节二十个　益元散五钱，鲜荷叶一角去刺

三诊：八月七日。

癸事已净，诸恙随之而安，食后中脘胀满不舒，大便失调，舌苔黄渐化，两脉弦滑，拟再以调治阳明以善其后。

香砂枳术丸四钱，范志曲三钱，布包　鸡内金三钱　鲜佛手三钱　大腹皮二钱，洗净　香稻芽四钱　麸枳壳一钱　香砂壳一钱　厚朴花一钱　新会皮钱五　四制香附三钱　栝楼皮四钱

张右　二十一岁，九月八日。

月事瘀黑，鼻干有血，牙痛阵作，两脉细滑而涩，饮食二便如常，病属血凝气滞，拟以调气通络。

鲜怀生地五钱，苦楝子钱五同炒　四制香附三钱　怀牛膝三钱　鲜佛手三钱　赤芍药钱五　真新绛钱五　枯子芩钱五　嫩桑枝五钱　小青皮钱五　真归须三钱　藕节二十个　丝瓜络三钱　益母丸二丸，匀两次药送下

二诊：九月十二日。

月事渐畅，其色瘀鲜不一，鼻血止而牙痛亦愈，两脉细弦而滑，再以前法加减。

怀生地三钱，苦楝子钱五同炒　四制香附三钱　枯子芩钱五　鲜佛手三钱　赤芍药钱五　真归须三钱　藕节二十个　怀牛膝三钱　小青皮五钱　真郁金钱五　延胡索钱五　丝瓜络三钱　嫩桑枝五钱　益母丸二丸，匀两次药送下

王女士　十四岁，二月二十六日。

年已二七，癸事未通，每月必见鼻衄，流血甚多，衄血不至则一身疼痛。病属倒经，亟以通利百脉，调达冲任。

鲜金斛一两，先煎　赤芍药钱五　真郁金二钱

藕节二十个　鲜生地一两，苦楝子钱五同炒　真归须三钱　四制香附三钱　苏子霜钱五　怀牛膝三钱　焦山栀二钱　粉丹皮钱五　丝瓜络三钱

周右　二十五岁，六月十五日。

天气炎热，鼻血复发，舌苔黄厚质绛，两脉弦滑而数，手心灼热，胸中烦躁，癸事愆期。际此溽暑，阴虚上扰，亟以犀角地黄法加减为治。

鲜生地一两，苦楝子钱五同炒　鲜茅根一两，去心　当归须三钱，先煎　益母草三钱　京玄参三钱　藕节二十个　紫贝齿二两，先煎　真郁金三钱　怀牛膝三钱　赤芍药钱五　真新绛钱五　四制香附三钱　香犀角二分，研细末，匀两次送下

张女士　十八岁，二月十九日。

两脉弦滑，经事逆行，胸烦发热，头痛颧赤，带下如水。禀质不充，努力向学，肝阳与阴虚上扰络脉不能顺行，拟以抑其有余，顾其不足。

四制香附三钱　旋覆花二钱，顶头赭石一两，布包　枯子芩钱五　真郁金二钱　真珠母二两，先煎　鲜生地一两，家苏子钱五，同炒　地骨皮五钱　川贝母三钱，去心　京玄参三钱，盐水炒　怀牛膝三钱　赤芍药钱五　藕节二十个　乌贼骨三钱，洗净　扁豆衣四钱　六一散五钱，布包

吕右　五十一岁，九月十一日。

天癸应止不止，来势颇盛，舌绛，两脉弦滑而数。肝不藏血，脾失统制，拟以柔养和肝。

怀生地一两　旱莲草五钱　川续断三钱，盐水炒　藕节二十个　杭白芍五钱　女贞子三钱　制香附三钱　丝瓜络三钱　草乌藤一两　料豆衣四钱，黄酒浸　嫩桑枝五钱　干荷

梗尺许

张女士 十七岁，十一月二日。

经停四月余，腹胀如鼓，得食作呕，面赤脯热，舌苔黄厚尖绛有刺，两脉弦滑。痨症已成，治之非易，姑拟以疏和通络。

银柴胡一钱，水炙 四制香附三钱 花槟榔三钱 延胡索钱五 枯子芩钱五 全当归三钱 使君子肉三钱 单桃仁三钱 沉香曲三钱，布包 苦楝子钱五 台乌药钱五 藏红花三钱 怀牛膝三钱 真新绛钱五 大黄䗪虫丸一丸，匀两次药送下

王右 三十二岁，六月二十二日。

左手足麻木不仁，屈伸不利，胸背掣痛，大便秘结，两脉细滑，癸事一月数至。病属七情内伤，营虚不复，拟以宣痹和肝，宜乎休养自慰。

银柴胡一钱，水炙 四制香附三钱 全当归三钱 嫩桑枝五钱 全栝楼五钱，薤白头四钱同打 西秦艽钱五 威灵仙三钱 丝瓜络三钱 真新绛钱五 杭白芍五钱，枳壳钱五同炒 真郁金二钱 佛手花七分

二诊：六月二十五日。

左手足麻木渐愈，胸背掣痛较缓，癸事已净，大便六日未通，两脉细滑，拟再以宣痹和络，通导阳明。

全栝楼一两，薤白头四钱同打 全当归三钱 火麻仁三钱 嫩桑枝五钱 明天麻钱五，三角胡麻三钱同炒 真新绛钱五 四制香附三钱 丝瓜络三钱 威灵仙三钱 西秦艽钱五 真郁金二钱 炒枳实钱五 逍遥丸四钱，布包

上上落水沉香末一分，洋芦荟末二分，二味同研细

末，以小胶管装好，匀两次药送下。

胎　前

张右　二十岁，十月二十六日。

经居三月余，得食呕吐，烦杂不安，坐卧不宁，舌苔白，两脉细弦而滑。恶阻停饮之症，拟以疏和安中。

紫苏叶一钱　姜竹茹三钱　四制香附三钱　嫩桑枝四钱　枯子芩钱五　新会皮钱五　香砂仁钱五　丝瓜络三钱　左金丸钱五，布包　麸枳壳钱五　煨姜一钱　赤苓四钱

恶阻甚时用生白矾如米粒大七枚，白水送下即安，因白矾有分解水分湿浊之功也。

罗右　三十二岁，三月十二日。

头晕，一身烦倦无力，泛恶呕吐，胃不思纳，舌苔薄白，左脉细弦而滑，右部细濡，癸事愆期。病属虚人恶阻，拟以安和中焦。

紫苏叶一钱　鲜煨姜一钱　姜竹茹二钱　香砂壳七分　枯子芩一钱　制半夏三钱，粉草钱五同炒　生白术三钱　香稻芽三钱　左金丸钱五，布包　炙陈皮钱五　云茯苓四钱　四制香附三钱　嫩桑枝四钱　丝瓜络三钱

二诊：三月十四日。

呕吐虽止，胃纳不复，头晕心跳，舌苔薄白，左脉细滑，右细濡，大便秘结。虚人恶阻，消化不良，拟再以疏和温中。

紫苏叶七分　四制香附三钱　高良姜七分　姜竹茹二钱　枯子芩钱五　鲜煨姜一钱　淡附片钱五　柏子仁三钱，新鲜的

香砂六君子丸五钱，布包　淡吴萸一钱，川连五分同炒　制半夏三钱，粉草钱五同炒　炙陈皮一钱　火麻仁三钱，布包　鲜苹果一枚，连皮去核切片入煎

董右　二十六岁，五月二十六日。

经居五十余日，忽然见红色淡而少，两脉弦滑，泛呕食少，曾经小产，拟以安和中焦，宜乎静养，勿劳为要。

紫苏叶一钱　四制香附三钱　桑寄生一两　姜竹茹二钱　枯子芩钱五，炒　土炒白术四钱　丝瓜络三钱　加料玉液金丹一丸，匀两次药送下　左金丸钱五，布包　香砂仁钱五，打　香稻芽四钱

二诊：五月二十八日。

漏红已止，中心虚弱，胃纳渐开，气逆作嗳，左脉弦滑右细濡，拟再以安和调气。

紫苏叶七分　土炒白术四钱　制半夏二钱　四制香附三钱　枯子芩钱五　香砂仁一钱　桑寄生一两　丝瓜络三钱　左金丸钱五，布包　姜竹茹二钱　香稻芽四钱　抱茯神四钱　深黄连衣桂圆二枚　加料玉液金丹一丸，药送下

禹右　三十岁，四月二十日。

妊娠六月，外受暑邪，内伤饮食，形寒身热，恶心上溢酸水，腹痛颇剧，舌苔白腻而厚，两脉细滑而濡，亟以芳香宣解。

紫苏叶一钱　制厚朴一钱，川连七分同炒　鲜煨姜一钱　白蔻衣钱五　鲜藿香钱五，后下　小枳壳钱五，苦梗七分同炒　四制香附三钱　姜竹茹三钱　大豆卷三钱　新会皮钱五　佛手片二钱　焦苍术二钱　赤苓皮四钱　焦麦芽四钱

二诊：五月二日。

药后形寒解而身热亦退，腹痛减而不已，胃纳渐开，舌苔腻厚，两脉细滑而濡。暑邪虽解，饮滞化而未净，拟再以芳香分化。

紫苏叶一钱　淡吴萸一钱，川连七分同炒　鸡内金三钱，砂香仁钱五同炒　姜竹茹二钱　鲜藿香钱五，后下　麸枳壳钱五　焦麦芽四钱　焦白术三钱　厚朴花三钱　新会皮钱五　鲜煨姜七分　连皮苓四钱

商右　二十五岁，三月三日。

怀孕五月，风湿上犯，头痛身热，咽痛红肿，右边白腐，咳嗽，舌苔黄质绛，两脉细数，治以辛凉清解。

薄荷细枝五分，后下　鲜金斛五钱，先煎　鲜橘子皮三钱，去白　板蓝根二钱　连翘三钱　川贝母三钱，去心　鲜梨皮一个，去核切片　甘中黄钱五　忍冬藤三钱　鲜枇杷叶三钱　盐青果一枚　冬瓜子一两

二诊：三月五日。

头痛止而身热渐退，咽关红肿。白腐均减，咳嗽亦止，舌苔黄质绛，两脉细数，怀孕五月，再以清解为治。

连翘三钱　盐炒玄参一钱　盐青果二枚　鲜梨皮一枚，去核切片　忍冬藤三钱　川贝母三钱，去心　灯芯五分，青黛拌　竹卷心钱五　鲜石斛五钱，先煎　甘中黄钱五　冬瓜子一两

王右　二十八岁，一月十八日。

唇干舌绛有裂纹，入夜甚痛，两脉细数，妊娠七月，热从少阴而起，拟以甘润清化。

鲜金斛一两，先煎　莲子心钱五　朱连翘三钱　鲜柠檬

皮三钱　京玄参三钱，盐水炒　竹卷心二钱　川贝母三钱，去心　鲜梨皮一枚，去核切片　苋麦冬三钱，去心　朱灯芯三十寸　鲜枇杷叶三钱，布包　苦桔梗七分　玫瑰花七分，去蒂　枯子芩钱五

张右　二十五岁，八月二十日。

怀孕六月，胎动不安，下利色赤，腹痛气坠压重，舌苔白，两脉弦滑。阳明司胎之际，风寒湿热侵犯胃肠，拟以调气和中。

紫苏叶七分，连枝　厚朴花一钱　马齿苋三钱　枳实炭钱五　佛手花一钱　焦白术三钱　枯子芩钱五，炒　生熟谷麦芽各三钱　木香梗八分，川连七分同打　赤小豆三钱，焦苡米三钱同炒　全当归三钱　茯苓皮四钱　煨葛根一钱　干荷梗一尺

二诊：八月二十二日。

下利虽止而泄泻不已，腹痛后重均除，胎动亦安，舌苔白，两脉弦滑，拟再以调和阳明。

煨葛根五分　连皮苓四钱　厚朴花一钱　焦麦芽四钱　紫苏叶五分，连梗　焦苡米四钱　香连丸钱五，布包　枯子芩钱五，炒　焦白术五钱　佛手花一钱　麸枳壳钱五　香砂仁钱五，连壳

章右　二十九岁，六月十九日。

临月感受暑邪，内停饮水，恶心咽痛，舌苔白尖绛破碎，两脉弦滑而数，拟以辛香分化。

薄荷细枝五分，后下　小枳壳一钱，苦梗七分同炒　佛手花一钱　朱连翘三钱　鲜藿香钱五　鲜竹叶二钱　冬瓜皮五钱　莲子心钱五　水炒竹茹二钱　鲜芦根五钱，去节　厚朴

花一钱，川连七分同炒　鲜荷叶四钱，去蒂　鲜西瓜翠衣一两

孙右　二十五岁，九月七日。

经居将三月，左寸关脉细弦而滑，右细濡，呕吐十余日，大便久泻，胃纳衰少。病似恶阻，而脾虚胃弱，益形疲乏，姑以疏和肝胃，补药须过百日始可进服也。

紫苏叶五分　杭白芍三钱，炒　连皮苓五钱　香砂仁一钱，连壳　左金丸一钱，布包　炮姜炭七分　香稻芽三钱　紫石英五钱　焦白术四钱　醋炒香附三钱　陈皮一钱　佛手花八分

二诊：九月十日。

呕吐渐止，便泄亦缓，胃纳不复，舌苔白质绛，左脉细滑右细濡。脾胃虚弱已极，拟再以温和中焦。

淡干姜七分，川连五分同炒　生白术五钱　怀山药五钱，生用　生熟谷麦芽各三钱　淡吴萸一钱，川连水炒　御米壳三钱　乌梅炭四分　玫瑰花七钱　杭白芍五钱　真茄楠香五厘　连皮苓四钱　姜竹茹二钱　香砂六君子丸四钱，用黄酒拌炒布包　耳环石斛三钱，煎汤代茶

三诊：九月十二日。

呕吐止而大便亦调，胃纳渐开，舌苔白质绛，两脉细弦而滑。久泻脾胃两伤，拟再以前法加减。

淡吴萸一钱，川连三分同炒　怀山药五钱，生用　御米壳四钱，炒　玫瑰花八分　杭白芍三钱，炒　连皮苓四钱　陈皮一钱　乌梅炭四钱　生白术五钱　焦谷芽四钱　姜竹茹二钱　陈仓米五钱，布包　香砂六君子丸四钱，布包

林右　三十二岁，四月二十二日。

怀孕八月，胎动不安，心跳夜不安寐，两脉弦滑而

动，鼻孔流血时发时止，亟以甘和柔养。

细枝石斛五钱　抱茯神四钱　酸枣仁三钱，川连五分同炒　四制香附钱五　杭白芍五钱　旱莲草三钱，女贞子三钱同炒　粉草一钱　柠檬皮三钱　首乌藤五钱　生地炭三钱　桂圆七枚　枯子芩钱五

此人心脏素弱，临产之时可先服老山人参末数分，补其气血，以防有难产之虞。

李右　二十八岁，四月十八日。

怀孕七月，形寒身热，头痛且胀，鼻孔溢血，舌苔白质绛，两脉细弦滑数，腹部胀满，大便秘结。妊娠感冒，中有停饮，治以轻宣疏化，宜乎安摄静卧。

紫苏叶一钱　小枳壳钱五　鲜茅根一两　香橼皮钱五　嫩前胡一钱　苦梗七分　鲜橘子皮四钱，去白　枯子芩一钱　大豆卷三钱　净连翘三钱　鲜佛手三钱　嫩桑枝五钱　薄荷细枝五分，后下　丝瓜络三钱　赤苓皮四钱

二诊：四月十九日。

头痛、身热、形寒均减，眩晕不已，昨宵腹胀颇甚，大便通而不畅，妊娠七月。感冒未清，气滞停饮，蕴阻不化，拟再以轻宣表里。

白蒺藜三钱，去刺炒　小枳壳钱五，栝楼皮四钱同打　厚朴花一钱，川连七分同炒　香橼皮钱五　紫苏叶一钱　苦杏仁三钱，去皮尖　连皮苓四钱　冬瓜皮一两　大豆卷三钱　新会皮钱五　姜竹茹二钱　枯子芩钱五

三诊：四月二十日。

寒热已退，眩晕亦止，腹胀减而不消，大便通而不畅，左脉细弦滑而动，右细濡，怀孕七月，再以疏和

安中。

紫苏叶一钱　水炒竹茹三钱　白术皮四钱　麸枳壳钱五　枯子芩钱五　新会皮钱五　生草梢钱五　朱连翘三钱　厚朴花一钱，川连五分同炒　佛手花一钱　栝楼皮四钱　冬瓜子一钱　香橼皮钱五　连皮苓四钱

四诊：四月二十二日。

腹胀疼痛均愈，大便亦调，舌苔白腻根厚，左脉细弦滑右细濡，胃纳未复，再以调和阳明。

紫苏叶一钱　小枳壳一钱　香稻芽四钱　佛手花七分　枯子芩一钱　香橼皮钱五　香砂壳一钱　白术皮三钱　厚朴花一钱，川连五分同炒　制香附三钱　鸡内金三钱　姜竹茹二钱　连皮苓四钱　新会皮一钱

赵右　三十二岁，七月二十二日。

二便不禁自遗，怀孕七月余。病属气郁犯及肝脾，亟以和肝运脾防其暴下。

逍遥丸四钱，布包　四制香附三钱　淡吴萸一钱，川连七分同炒　香砂壳一钱　杭白芍五钱　玫瑰花一钱　香橼皮钱五　鲜荷梗尺许　土炒白术三钱　扁豆花三钱　连皮苓五钱　胎产金丹一丸，匀两次送下

二诊：七月二十五日。

二便不禁自遗气坠较减，舌苔白，两脉细弦滑，病已见效，拟再以疏和运中。

逍遥丸五钱，布包　玫瑰花五分　香橼皮钱五　嫩桑枝五钱　杭白芍五钱　淡吴萸钱五，川连七分同炒　土炒白术三钱　丝瓜络三钱　四制香附三钱　扁豆花三钱　连皮苓四钱　醋青皮七分

程右　二十五岁，六月二十四日。

怀孕七月，日晡寒热，咳嗽痰多，甚则呕吐，两手心燔灼如焚，一身骨节酸楚，胸闷，时有物格疼痛异常，舌苔白，胃纳不佳，左脉细弦而数，右弦滑。肺肝两郁，中有停饮，拟以扶羸润肃，兼顾其胃。

银柴胡七分，鳖血拌炒　苏子霜钱五　川贝母三钱，去心炒黄　姜竹茹三钱　嫩白前一钱　地骨皮三钱　生海石四钱　左金丸钱五，布包　枯子芩钱五　鲜枇杷叶三钱，布包　新会皮一钱　牛蒡子七分　鲜荷叶三钱　小枳壳钱五　苦梗七分　薤白头四分，研细末，以小胶管装好，匀两次药送下

二诊：六月二十八日。

昨晡寒热已减，咳嗽亦止，胸膺疼痛渐舒，手心灼热已退，舌苔白浮黄，胃纳渐有消息，两脉细弦滑数，怀孕七月余。肺肝两郁，停饮化而未净，病虽见效，仍不足恃，拟再以前法加减。

银柴胡一钱，鳖血拌炒　鲜枇杷叶三钱，布包　姜竹茹二钱　麸枳壳钱五　嫩白前一钱　左金丸钱五，布包　新会皮一钱　生海石五钱　枯子芩钱五　地骨皮三钱　川贝母三钱，去心炒黄　生熟谷麦芽各三钱　紫苏叶七分　嫩桑枝五钱　丝瓜络三钱　鲜荷叶三钱　薤白头五分，研细末，以小胶管装好，匀两次药送下

产　后

李右　二十四岁，四月五日。

产后恶露未净，止血太速，少腹胀满坠痛，舌苔垢

厚浮黑，两脉细弦滑，拟以芳香化浊，调和络分。

泽兰叶钱五，后下　四制香附三钱　怀生地五钱，苦楝子钱五同炒　紫丹参三钱，米炒　生熟赤芍各钱五，枳实钱五同炒　真归须三钱　紫丹参三钱，米炒　佛手花一钱　四制香附三钱　延胡索钱五　嫩桑枝四钱　台乌药钱五　加料玉液金丹一丸，匀两次药送下

二诊：四月七日。

药后诸恙渐愈，腹痛已缓，舌苔垢厚浮黑，两脉细弦滑，拟以芳香化浊，调和络分。

泽兰叶钱五，后下　四制香附三钱　怀生地五钱，苦楝子钱五同炒　紫丹参三钱　生熟赤芍各钱五，枳实钱五同炒　真归须三钱　台乌药钱五　藕节四钱　鲜佛手三钱　延胡索钱五　嫩桑枝五钱　丝瓜络三钱　玉液金丹一丸，匀两次药送下

二诊：四月九日

药后诸恙渐愈，腹痛已缓，舌苔黄渐化，两脉细弦滑，前法既效勿庸更张。

泽兰叶钱五，后下　怀生地钱五，苦楝子钱五同炒　丝瓜络三钱　料豆衣四钱，黄酒浸　藕节四钱　生熟赤芍各钱五，枳实钱五同炒　真归须三钱　紫丹参三钱，米炒　佛手花一钱　四制香附三钱　延胡索钱五　嫩桑枝四钱　台乌药钱五　加料玉液金丹一丸，匀两次药送下

周右　三十岁，十月三日。

产后二十余日，四肢肿胀，服乌金丸而消，两脉弦滑有力，头目左右掣痛昏花羞明，舌绛无苔。阴亏而木旺，厥阴上逆，姑拟以柔降和肝，寒凉苦泄温补养阴，岂产后所宜哉。

白蒺藜三钱　磁朱丸五钱，布包　真归须三钱　苦楝子钱五，盐炒　胡麻仁三钱　明天麻钱五，三角胡麻三钱同炒　赤芍药钱五　紫贝齿二两，先煎　左金丸钱五，布包　怀牛膝三钱　细枝石斛一两，先煎　珍珠母一两，先煎　四制香附三钱　杭白芍四钱，生用

于右　二十八岁，二月四日。

四月小产之后，五朝身热，恶心，中脘胀满，舌苔白，两脉细数且滑，重按无力，大便秘。病结由流血过多，外感新邪内伤饮食，姑先表里两解，深恐热甚逆传致厥。

鲜金斛五钱　香豆豉三钱，同打　黄芪皮五钱，防风七分同炒　四制香附三钱　生熟麦芽各三钱　泽兰叶钱五　鲜佛手四钱　益母草三钱　香砂壳一钱　嫩前胡一钱　真归须三钱　赤芍药钱五，枳壳一钱同炒　全栝楼五钱　胎产金丹一丸，匀两次药送下

二诊：三月七日。

身热退而未净，恶心已止，中脘亦舒，舌苔白，两脉细滑，大便未通，表邪渐解，饮滞未化，拟再以轻宣和中，兼调络分。

嫩前胡七分，全栝楼八钱，枳壳钱五同炒　鲜佛手四钱　嫩桑枝四钱　泽兰叶钱五，后下　真归须四钱　生熟麦芽各三钱　香砂壳一钱　黄芪皮三钱，防风五分同炒　四制香附三钱　赤白芍三钱　益母草二钱　胎产金丹一丸，匀两次药送下

梁右　二十四岁，十月六日。

产后表分重伤，腠理不密，见风则形寒汗泄，一身串痛，心跳不安，舌苔白，两脉细缓而滑，拟以玉屏风

散，佐以和络之味。

粗桂枝钱五，赤芍钱五同炒　全当归四钱　海风藤三钱　制半夏三钱，粉草钱五同炒　绵黄芪一两，防风一钱同炒　首乌藤一两　嫩桑枝一两　丝瓜络三钱　北秫米五钱，左金丸一钱同包　明天麻钱五，三角胡麻三钱同炒　威灵仙三钱　西秦艽钱五　焦苡仁一两　朱茯神四钱　鲜煨姜七分　焦白术三钱　香砂六君子丸四钱，匀两次送下

二诊：十月九日。

调和营卫，进退表里，形寒汗泄渐减，一身串痛虽止，仍觉烦倦，心跳已缓，夜寐不安，中脘食后作胀，舌苔白腻，两脉细滑。产后营虚，风邪乘隙，再以昨法加减。

粗桂枝钱五，赤芍钱五同炒　全当归三钱，酒洗　仙露半夏三钱　陈香橼钱五　香稻芽四钱　黄芪皮五钱，防风七分同炒　威灵仙三钱　朱茯神四钱　嫩桑枝一两　丝瓜络三钱　鸡内金三钱，香砂仁钱五同炒　焦白术四钱　怀牛膝三钱　首乌藤一两　海风藤三钱　老山人参钱五　焦苡仁一两　西秦艽钱五　煨姜一钱

王右　二十六岁，十一月九日。

月事淋漓不止，腰痛如冰冷，入夜更甚，舌苔白，两脉细弦滑。病属两月小产之后，八脉空虚，寒邪乘虚而入，拟以温和络分，调达冲任。

淡附片钱五　沉香曲四钱，布包　厚杜仲四钱　首乌藤一两　淡干姜钱五　全当归三钱，酒浸　川续断三钱，盐水炒　金狗脊五钱，去毛　淡吴萸二钱，金铃子钱五同炒　杭白芍五钱　四制香附三钱　嫩桑枝五钱　八珍益母丸五钱，匀两次药送下

二诊：十一月十二日。

月事止而腰痛亦缓且渐温和，舌苔白腻，两脉弦滑，前法既效，仍以原议加减以善其后。

淡附片钱五　延胡索钱五　全当归三钱，酒浸　首乌藤一两　淡吴萸二钱，苦楝子钱五同炒　台乌药钱五　杭白芍五钱，炒　厚杜仲四钱　川续断三钱，同用盐水炒　淡干姜钱五　沉香曲三钱，布包　金毛狗脊五钱，去毛　嫩桑枝一两　丝瓜络三钱　香砂仁钱五　胎产金丹一丸，匀两次送下

李右　二十七岁，五月七日。

产后旧病复发，神经错乱，喃喃自语，目不能闭，夜不成寐，舌苔白腻而厚，大便干结，左脉细弱，右弦滑有力，先以芳香化泻，安和阳明。

鲜佩兰钱五，后下　制半夏三钱，川连一钱同炒　四制香附三钱　保和丸四钱，包　鲜菖蒲三钱，后下　朱茯神五钱　真归须三钱　郁李仁三钱，包　白蒺藜三钱，去刺　紫贝齿二两，先煎　姜竹茹三钱　赤芍钱五，黄酒浸　局方至宝丹一粒，研末，匀三次送下

二诊：五月九日。

药后神经渐安，自语较少且能成寐，舌苔仍厚，右脉弦滑有力，大便未通，再以芳香泄化，通利阳明。

鲜佩兰二钱　鲜菖蒲三钱，同后下　苦杏仁三钱，去皮尖　全栝楼八钱，沉香屑五分同打　朱茯神四钱　赤芍药钱五　制半夏三钱，川连一钱同炒　郁李仁三钱，布包，黄酒浸　紫贝齿二两，先煎　真郁金钱五　陈胆星二钱　姜竹茹三钱　冬瓜子一两　四制香附三钱　局方至宝丹一粒，研末匀两次送下

三诊：五月十一日。

昨进芳香豁痰，夜寐甚安，神经安宁，言语亦止，舌苔渐化，大便通而不畅，左脉细弱右仍弦滑，拟再以芳香疏通。

鲜佩兰钱五，后下　陈胆星二钱　朱茯神四钱　四制香附三钱　郁李仁三钱，黄酒浸　鲜菖蒲三钱，后下　姜竹茹三钱　紫贝齿二两，先煎　真归须三钱　洋芦荟五分　制半夏三钱，川连一钱同炒　真郁金一钱　怀牛膝三钱　全栝楼六钱，枳壳一钱同打

吴右　三十五岁，一月二十九日。

四十余日漏胎迄今十日，腹部掣痛颇急，引及少腹，甚则不得卧，胸闷气滞，舌苔白，两脉弦滑而数，余露色淡未净，亟以金匮法加减，防增寒热呕吐，幸勿轻视。

泽兰叶钱五，后下　四制香附三钱　苦杏仁三钱，去皮尖　嫩桑枝五钱　生熟赤芍各二钱，枳实钱五同炒　台乌药钱五　新会皮钱五　丝瓜络三钱　当归须三钱　金铃子二钱，醋炒打　佛手花钱五　赤苓皮四钱　胎产金丹一丸，匀两次药送下

二诊：二月二日。

腹部抽掣作痛较缓，胸膺渐舒，舌苔白，两脉弦滑，恶露有余不净，膈上有痰，子宫炎肿未全消，再治以和络化痰，佐以金匮法。

泽兰叶钱五，后下　丝瓜络三钱　生紫菀钱五　台乌药钱五　当归须三钱　橘子络二钱　佛手花一钱　四制香附三钱　嫩桑枝五钱　苦杏仁三钱，去皮尖　全栝楼五钱，薤白头二钱同打　金铃子钱五，酒炒打　生熟赤芍各二钱，枳壳一钱同炒　胎产金丹一丸，匀两次送下

李右　二十八岁，七月二十九日。

产后十朝，右边头痛，得食呕吐，脘腹皆痛，水声状如汪澜，胎前之水未化。产后复受暑湿，拟以芳香疏解，防转下痢，病非轻浅，幸勿忽视。

泽兰叶钱五，后下　四制香附三钱　佛手片三钱　建泻片三钱　白蒺藜三钱，去刺炒　左金丸钱五，布包　朱赤苓四钱　鲜橘皮三钱，去白　生熟赤芍各钱五　延胡索钱五　方通草钱五

太乙玉枢丹二分，白蔻仁二分，二味同研末，装小胶管，匀两次药送下。

崩　带

唐右　四十六岁，一月三日。

经行二十余日，近日来忽然如冲，腰酸腿痛，头晕时作，舌苔白，两脉细弦而滑。癸事将净之年，营虚肝郁，八脉失和，拟以和肝柔养，宜乎静摄休养。

怀生地五钱，苦楝子钱五同打　旱莲草三钱　四制香附三钱　藕节炭三钱　逍遥丸五钱，布包　制女贞三钱　川续断三钱，盐水炒　荷叶炭三钱　杭白芍五钱　首乌藤一两　嫩桑枝一两　厚杜仲五钱，盐水炒　佛手花一钱　丝瓜络三钱

二诊：一月六日。

经行渐少，腰酸痛亦缓，头晕未已，小溲不畅，舌苔白，胃纳尚佳，两脉细弦而濡，拟再以前法加减。

怀生地五钱，苦楝子钱五同打　旱莲草五钱　厚杜仲四钱，盐水炒　藕节炭三钱　逍遥丸五钱，布包　制女贞三钱　川续

断三钱，盐水炒　荷叶炭三钱　杭白芍五钱，枳壳一钱同炒　何首乌一两，连藤　制香附三钱　新会皮一钱　赤茯苓四钱　建泻片三钱　嫩桑枝五钱　丝瓜络三钱　姜竹茹二钱

李右　二十五岁，十月八日。

癸事止而复见，其势如崩，头晕心跳，夜烦汗泄，舌苔白质绛，两脉细弦滑数。营养太亏，冲任不固，拟以柔养和络，佐以调气之味。

上上阿胶三钱，蛤粉炒，后下　逍遥丸五钱，布包　首乌藤一两　生牡蛎二两，先煎　炙艾炭钱五　厚杜仲五钱，盐水炒　川续断三钱，盐水炒　陈棕炭三钱　四制香附三钱　旱莲草三钱，女贞子三钱同炒　金狗脊五钱，去毛　血余炭三钱，布包　嫩桑枝五钱　丝瓜络三钱　香砂壳钱五

二诊：十月二十日。

崩冲已止，头晕心跳，面赤火升，阵阵作呕，汗泄不已，舌苔薄白质绛，两脉细滑数，拟再以补中柔养兼顾肾阴。

潞党参五钱，枳壳一钱、白米三钱同炒　首乌藤一两　金狗脊五钱，去毛　厚杜仲四钱，盐水炒　绵黄芪五钱　地骨皮四钱　杭白芍五钱　四制香附三钱　明天麻钱五，三角胡麻三钱同炒　酸枣仁三钱，粉草一钱同炒　桑寄生五钱　丝瓜络三钱　银柴胡七分，鳖血拌炒　姜竹茹二钱　紫衣胡桃皮一两　加料玉液金丹一丸，匀两次送下

夏右　三十四岁，十二月十一日。

头晕耳鸣，心跳且慌，经行甚多，其势如崩，形气疲弱，小溲清畅，舌苔薄，两脉细数且弱。心脾太亏，血失统制，亟以少太二阴同治，病重正虚，恐有固竭

之虞。

白蒺藜三钱，去刺　料豆衣四钱，酒浸　金狗脊五钱　桑寄生一两　四制香附三钱　沙蒺藜五钱，布包　南沙参三钱，米炒　厚杜仲四钱，盐水炒　抱茯神四钱，朱砂拌　佛手花钱五　首乌藤一钱　肥玉竹三钱，米炒　怀山药四钱　杭白芍五钱　紫衣胡桃肉一两　加料玉液金丹一丸，匀两次药送下

二诊：十二月十三日。

经行已止，诸恙向安，风疹遍发，背部形寒，肌肤干涩，舌苔薄白，两脉细数，拟再以前法加减。

黄芪皮一两，防风五分同炒　首乌藤一两　金狗脊五钱，去毛　全当归三钱，酒浸　沙蒺藜三钱，布包　南沙参三钱　厚杜仲四钱，盐水炒　抱茯神四钱　料豆衣四钱　肥玉竹三钱，米炒　桑寄生钱五　四制香附三钱　杭白芍五钱　白鲜皮三钱　紫衣胡桃肉一两　天王补心丹五钱，匀两次药送下

李右　三十五岁，十二月十二日。

经行一月有余，迄今不止，面黄无华，两脉细弦而滑，心跳不安，胸闷气滞。病由肝气太盛，冲犯络分，拟以先和厥太二阴，补涩之剂宜乎暂缓。

逍遥丸四钱，布包　枯子芩钱五　抱茯神四钱　干荷叶三钱　杭白芍五钱，青皮一钱同炒　玫瑰花一钱　合欢皮三钱　陈棕炭三钱　淡吴萸钱五，川连七分同炒　制半夏三钱，粉草钱五同炒　橘子络钱五　藕节炭三钱　鲜柠檬皮三钱　生熟谷麦芽各三钱　香砂壳一钱

二诊：十二月十四日。

经行已止，胸闷亦舒，腹胀且瘦，阵阵作痛，带下如注，两脉弦滑，再以和肝运脾，兼治八脉。

逍遥丸四钱，布包　炮姜炭一钱　首乌藤一两　延胡索钱五　杭白芍五钱，青皮一钱同炒　淡附片钱五，秋石一钱同拌　抱茯神四钱　七制香附三钱　淡吴萸钱五，川连七分同炒　乌贼骨四钱，洗净　金狗脊五钱　合欢皮三钱　新鲜紫河车三分，去毛研细末，以小胶管装好，匀两次送下

张右　三十九岁，五月十八日。

经行腹痛，色瘀成块，其状如冲，两脉细涩，胃纳不开，舌苔白。肝郁脾困，冲任失调，拟以傅青主法加减。

怀生地五钱，苦楝子钱五同打　杭白芍五钱，枳壳钱五同炒　四制香附三钱　合欢皮三钱　紫丹参三钱，米炒　旱莲草五钱　嫩桑枝五钱　台乌药钱五　川续断三钱，盐水炒　制女贞三钱　丝瓜络三钱　陈香橼钱五　焦麦芽四钱　加料玉液金丹一丸，匀两次送下

二诊：五月二十一日。

癸事已净，诸恙亦随之而安，舌苔白，胃纳渐多，两脉细弦滑，拟再以调治阳明。

香砂枳术丸五钱，范志曲四钱，同包　四制香附三钱　炙陈皮钱五　建泻片二钱　杭白芍四钱，炒　连皮苓四钱　鸡内金三钱　鲜柠檬皮三钱　合欢皮三钱　香稻芽四钱　香砂壳一钱　加料玉液金丹一丸，匀两次药送下

吕右　三十一岁，八月十日。

左脉弦滑有力，右细数，带下甚多，两腿湿瘰，滋延作痒，舌苔白质绛，口渴思饮，自乳两年余。脾温肝热，下迫足太阳经，拟以分利化湿。

粉萆薢三钱　焦苡米一两　赤芍药钱五　白术皮四钱

汉防己三钱　乌贼骨三钱，洗净　赤苓皮一钱　佛手花一钱　地肤子三钱　白鲜皮三钱　扁豆皮四钱　建泻二钱　川贝母三钱，去心　栝楼皮四钱　枯子芩钱五

孙右　二十六岁，九月六日。

自乳六月，带下如注，小溲发热不痛，胸烦嘈杂不舒，两脉弦滑而数。湿热蕴蓄下焦，拟以分渗化湿，调和阳明。

粉萆薢三钱　焦苡仁一两　鲜佛手三钱　小木通八分　海金砂三钱　块滑石五钱　制香附三钱　赤苓皮四钱　净连翘三钱　焦川柏钱五　赤芍药钱五　建泻二钱

夏右　五十六岁，九月十八日。

黎明汗泄，心跳气促，胸闷胃呆，带下如注，舌苔白腻而厚，两脉弦滑而数。老年气营两衰，湿热下注，拟以补中柔养，调和冲任。

绵黄芪皮五钱　制半夏三钱，粉草钱五同炒　杭白芍五钱　扁豆衣三钱　焦苡米一两　香砂六君子丸五钱，布包　抱茯神四钱　生牡蛎一两，先煎　佛手花一钱　香稻芽三钱　北秫米一两，布包　首乌藤一两　白术皮五钱　四制香附四钱　细枝石斛五钱　嫩白薇钱五　焦川柏钱五　乌贼骨四钱，洗净

二诊：九月二十日。

汗泄已止，胸闷亦除，胃纳渐有消息，心跳较安，带下不已，舌苔白腻，两脉细弦滑数，再以鼓舞坤阳，兼顾冲任。

香砂六君子丸五钱，布包　料豆衣五钱，黄酒浸透　抱茯神四钱　焦川柏钱五　细枝石斛五钱，先煎　扁豆衣四钱

制半夏三钱，粉草钱五同炒　乌贼骨四钱，洗净　首乌藤一两　白术皮四钱　北秫米五钱，布包　焦苡米一两　四制香附三钱　鲜柠檬皮三钱　佛手片三钱　生熟谷麦芽各三钱

吴右　四十二岁，八月二十日。

少腹气坠作痛，带下淡黄之水兼有瘀血，舌苔白，两脉细弱且涩，大便秘结。病属子宫寒冷，湿泻凝阻。拟以温和下焦，分渗化湿，延久恐有子宫生瘤之虞。

淡附片钱五，川连七分同炒　延胡索钱五　单桃仁三钱　土茯苓一两　乌贼骨三钱，洗净　淡干姜钱五　制香附三钱　粉萆薢三钱　苦楝子钱五，炒打　台乌药钱五　淡吴萸钱五，赤芍钱五同炒　真归须三钱　败酱草三钱　生苡米一两　香稻芽四钱

二诊：八月二十四日。

药后少腹坠痛略减，带下不已，舌苔白，胃纳不佳，两脉细弱而涩，大便未通，姑再以肝脾两治，分渗化浊，子宫正在变化之际，可延专门妇科检查为要。

逍遥丸五钱，布包　延胡索钱五　川萆薢三钱　鸡内金三钱　真归须五钱　淡吴萸钱五，川连七分同炒　台乌药钱五　土茯苓一两　香砂仁钱五　沉香曲三钱　乌贼骨四钱，洗净　制香附三钱　赤芍药二钱，苦楝子钱五同炒　建泻片三钱　怀牛膝三钱　淡干姜钱五　淡附片钱五　败酱草三钱　生苡仁一两

儿科

天花水痘

周少爷　三岁，九月十日，帘子胡同，一诊。

身热，天然痘夹杂水痘，并见干呕，两脉细数。温邪湿热互阻肺胃，治以轻宣化毒。

净连翘三钱　象贝母四钱，去心　地丁草钱五　焦麦芽四钱　忍冬藤五钱　真郁金三钱　苦桔梗一钱　方通草钱五　赤芍药二钱，小枳壳钱五同炒　紫草钱五　丝瓜络三钱　冬笋尖三钱

二诊：四月十二日。

身热已退，水痘见而未齐，天然痘已灌浆，神烦不寐，恶心已止，大便不畅，拟再以清解化毒。

净连翘三钱　象贝母四钱，去心　紫地丁钱五　毛燕窝钱五，布包　忍冬藤五钱　当归须三钱　真郁金二钱　冬笋尖三钱　赤芍药二钱　丝瓜络三钱　紫草钱五

瞿少爷　三岁，五月十二日，东四十一条，一诊。

周身透见水痘，参差不齐，舌苔白，大便干结，两脉细弦而滑，拟以清解泄化。

净连翘三钱　紫草钱五　粉萆薢三钱　赤苓皮四钱　忍冬藤五钱　地丁草钱五　保和丸五钱，布包　建泻三钱　赤

芍药二钱，枳壳钱五同炒　白鲜皮三钱　焦麦芽三钱　丝瓜络三钱

二诊：五月十四日。

水痘透见，参差不齐，小便短少，舌苔白，两脉细弦而滑，拟再以清解分利。

净连翘三钱　紫草钱五　粉萆薢三钱　赤苓皮四钱　忍冬藤五钱　地丁草钱五　大腹皮三钱，洗净　焦麦芽四钱　赤芍药钱五，枳壳钱五同炒　白鲜皮三钱　生草梢钱五　建泻三钱　保和丸五钱，布包　方通草钱五

三诊：十六日。

水痘已透齐，渐渐结痂，二便亦调，舌苔白，两脉细弦滑数，拟再以泄化余热，病已向愈，诸宜小心。

粉丹皮钱五，盐水炒　忍冬藤五钱　丝瓜络三钱　方通草钱五　香青蒿钱五　赤芍药钱五　六一散五钱　保和丸五钱，同布包　赤苓皮四钱　朱连翘三钱　白鲜皮三钱　建泻片三钱

痧　疹

詹小姐　四岁，四月十日，大耳胡同，一诊。

疹子见而未透，右腮前起核坚硬，按之作痛，舌苔白，两脉细滑而数。风温蕴蓄已久，亟以辛凉宣达，防其隐陷入里。

薄荷叶五分，后下　忍冬藤五钱　地丁草钱五　象贝母四钱，去心　净连翘三钱，赤芍药钱五，蝉衣一钱同炒　鲜芦根一两，去节　真郁金二钱　嫩前胡钱五　紫草钱五　鲜橘子皮

三钱，去白　焦麦芽四钱　方通草钱五

二诊：四月十一日。

疹子不能透齐，身热颇剧，右腮浮肿作痛，两脉细弦滑数。病属重伤于外，停食太多，再以轻宣泄化。

薄荷叶五分，后下　净连翘三钱　地丁草钱五　鲜橘子皮三钱，去白　嫩前胡一钱　真郁金二钱　忍冬藤五钱　焦麦芽四钱　象贝母四钱，去心　赤芍药二钱　鲜芦根一两，去节　方通草钱五

牛黄抱龙丸一丸，香犀角一分，二味同研细末，匀两次药送下。

三诊：四月十三日。

疹子未透而回，逆传入里，右腮结核渐消，两脉细弦而涩，神气烦躁，咳嗽痰多，身热颇壮，再以宣化肺胃，非疹透不能转机也。

薄荷叶五分，后下　象贝母四钱，去心　忍冬藤五钱　鲜芦根一两，去节　方通草钱五　嫩前胡一钱　净连翘三钱　真郁金二钱　鲜橘子皮三钱，去白　焦麦芽四钱　生紫菀一钱　赤芍药二钱，蝉衣一钱同炒　鲜枇杷叶三钱，布包　丝瓜络三钱　香犀角二分，研细末，匀两次冲服

四诊：九月十七日。

疹子胸部先见，面部隐约不透，咳嗽痰多，神烦滋煎，舌苔白质绛，两脉弦滑数。病已逆而不顺，姑再以宣达表里。

大豆卷二钱　鲜枇杷叶三钱，布包　真郁金二钱　小枳壳钱五，苦梗一钱同炒　嫩前胡一钱　鲜芦根一两，去节　莱菔子二钱　丝瓜络三钱　象贝母四钱，去心　鲜橘子皮三钱，去

白　赤芍药二钱，蝉衣一钱同炒　方通草钱五　香犀角一分　琥珀抱龙丸一丸，二味同研，匀两次药冲服

五诊：四月十九日。

疹子渐回，咳嗽痰多，舌苔白质绛。温毒渐解，内热尚未清楚，拟再以清润化痰，仍须避风慎口。

生紫菀一钱　鲜枇杷叶三钱，布包　象贝母四钱，布包　山慈姑三钱，打　真郁金钱五　忍冬藤五钱　鲜橘子皮三钱，去白　栝楼皮五钱，枳壳钱五同炒　焦麦芽四钱　琥珀抱龙丸一丸，匀两次药化服

六诊：四月二十一日。

疹子已还，余邪亦解，右腮结核消而未净，按之活动，右腿足疼痛，舌苔白腻而厚，拟再以清解豁痰，饮食宜慎。

嫩前胡一钱　莱菔子三钱　净连翘三钱　山慈姑三钱，打　方通草钱三　枯子芩钱五　白芥子五分，焙　冬瓜子一两　新会皮钱五　苦杏仁三钱，去皮尖　家苏子钱五　象贝母四钱，去心　夏枯草钱五　焦麦芽四钱　琥珀抱龙丸一丸，匀两次药送下

七诊：四月二十三日。

疹后余邪未清，右腮结核消而未净，按之活动，右腿足疼痛已止，舌苔白，两脉弦滑，拟再以清解化痰，以善其后。饮食寒暖千万小心。

净连翘三钱　赤芍药钱五　莱菔子三钱　冬瓜子一两　夏枯草钱五　忍冬藤五钱　枯子芩钱五　白芥子五分，焙　生海石五钱，先煎　海藻三钱　嫩前胡一钱　家苏子钱五　山慈姑三钱　象贝母四钱，去心　紫雪丹五分，匀两次冲服

常小姐 八个月，五月十四日，麻线胡同。

面黄且浮，咳嗽喘逆，胸膺胀满，神气烦躁，舌苔白腻而厚，两脉细弦滑数。病属疹后失调，其势甚重，姑以先治太少二阴，防其喘甚惊抽。

嫩前胡一钱　鲜枇杷叶三钱，布包　生海石五钱，先煎　丝瓜络三钱　朱连翘三钱　黛蛤散五钱，布包　陈胆星钱五，姜汁炒　新会皮钱五　象贝母四钱，去心　法制半夏二钱，粉草七分同炒　橘子络钱五

琥珀抱龙丸一丸，香犀角一分，二味同研细末，匀两次冲服。另用青礞石三钱，以人乳一杯，姜汁少许，同煅为末，徐徐服之。

二诊：五月十六日。

喘逆已平，烦躁已减，舌苔白腻而厚，两脉细弦而滑，病已见效，拟再以通络化痰。

嫩前胡一钱　鲜枇杷叶三钱，布包　生海石五钱，先煎　新会皮钱五　朱连翘二钱　黛蛤散五钱，布包　陈胆星钱五，姜汁炒　冬瓜子一两　象贝母四钱，去心　法制半夏三钱　橘子络钱五　姜竹茹三钱　琥珀抱龙丸一丸，匀两次冲服

三诊：五月十八日

喘逆已平，咳嗽未止，呼吸痰声，舌苔白腻而厚，拟再以肺胃同治。病虽见效，乳食寒暖千万小心。

嫩前胡一钱　制半夏二钱，粉草七分同炒　陈胆星钱五，姜汁炒　生海石五钱，先煎　朱连翘三钱　炙陈皮钱五　保和丸三钱　鲜枇杷叶三钱　黛蛤散五钱，三味同布包　冬瓜子一两　山慈姑三钱，打　象贝母四钱　家苏子钱五　姜竹茹三钱　琥珀抱龙丸一丸，匀两次冲服

阮左 十岁，二月二十九日。

疹子未透而回，惊抽颇剧，神气呆滞，知觉若失，两脉细弦而涩。病已逆传入脑，其势危急，掇以开泄肺气，通达少阴，希图于万一也，备候高明政定。

嫩前胡一钱 象贝母三钱，去心 鲜菖蒲三钱，后下 陈胆星三钱 嫩钩钩三钱，后下 生紫菀一钱 鲜枇杷叶三钱，保和丸四钱同包 苏子霜钱五 天竺黄二钱 真郁金二钱 朱连翘三钱 新会皮钱五 方通草钱五 局方至宝丹一丸，研细末，匀两次冲服

二诊：三月二日。

惊搐气塞虽止，啼哭无泪，咳呛咽关有痰，饮水作呛，身热时作，神昏嗜卧，知觉渐复，两脉细涩。病虽小效，尚在危险之中，拟再以开泄肺气，通达神明。

嫩前胡一钱 象贝母四钱，去心 鲜菖蒲三钱 嫩钩钩三钱，后下 生紫菀一钱 鲜枇杷叶三钱，保和丸四钱，同包 全栝楼五钱，枳壳一钱同打 陈胆星三钱 朱连翘三钱 苏子霜钱五 方通草一钱 局方至宝丹一丸，研细末，匀两次冲服

三诊：三月四日。

神智已清，知觉亦复，身热颇壮，神烦滋煎，鼻煽咳嗽，小溲赤少，两足浮肿，两脉细弦而滑。疹毒逆传于肺，逼迫少阴，再以清解肃降，病甚重，幸勿轻视。

嫩前胡一钱 鲜枇杷叶三钱 黛蛤散四钱，同包 陈胆星二钱，姜汁炒 朱茯神四钱 朱连翘三钱 天竺黄二钱 冬瓜子一钱 全栝楼五钱，枳壳钱五同打 鲜菖蒲二钱，后下 生海石五钱，先煎 鲜橘皮三钱，去白 牛黄抱龙丸一丸，研末，匀两次冲服

四诊：三月六日。

身热渐退，大便已通，鼻煽虽减而咳嗽不止，两足浮肿，舌苔薄白质绛，口渴思饮，小溲不畅，两脉细弦而滑。险关虽过，余邪痰热未楚，拟再以肃降肺胃。

嫩前胡七分　苦杏仁三钱，去皮尖　全栝楼五钱，枳壳钱五同打　朱连翘三钱　生紫菀一钱　象贝母四钱，去心　真郁金钱五　鲜芦根一两，去节　鲜枇杷叶四钱，布包　黛蛤散五钱，布包　淡竹茹三钱　方通草钱五　朱赤苓四钱　冬瓜皮四钱　生熟麦芽各三钱

王女孩　八岁，三月二十日。

疹子六朝已见回象，昨忽面部胸膺透见白痧未透而还，身热甚炽，咳喘并作，患煽咽关红肿哽痛，口渴不引饮，小溲短赤，大便滞下色黑而褐，两脉急数。素体虚弱本不胜病，邪热恣虐肺胃心肝，皆受其制，亟以犀羚解毒之法为背城借一之计耳，备候高明政定。

鲜金斛一两，子霜钱五同包　川贝母三钱，去心　肥知母钱五，盐水炒　淡竹叶三十片　朱连翘三钱　鲜枇杷叶四钱，布包　紫贝齿一两，先煎　粉丹皮钱五，盐水炒　黛蛤散五钱，布包　生海石一两，先煎　香犀角二分　羚羊角二分，二味同研细，匀两次药送下

二诊：三月二十一日。

药后烦热汗泄如洗，至颈项而止，颈面胸部透见白痧，颗粒甚小，身热不退，咽关红肿，白腐哽痛，音哑，气促鼻煽，大便已调，小溲不畅，舌苔粉绛，两脉弦滑急数。邪热燔灼，势如燎原，劫夺正阴，将有液涸之势。姑再以甘润咸苦并用，病仍危急，再予一方以尽

人谋。

鲜金斛一两，先煎　川贝母三钱，去心　生海石五钱　净连翘三钱　京玄参三钱，盐水炒　肥知母钱五，盐水炒　鲜枇杷叶三钱，布包　冬瓜子一两　生石膏五钱，研，先煎　紫贝齿一两，先煎　黛蛤散五钱，布包　淡竹叶三十片　粳米五钱，布包　香豆豉三钱　鲜生地五钱　神犀丹一丸，匀两次冲服

三诊：三月二十三日。

汗泄已止，身热渐退，咽关红肿白腐消，音哑不复，二便通利甚畅，舌苔白质粉绛，两脉仍见滑数而急。病虽见效，尚在危急之中，再以甘润咸苦并用，宗王孟英法。

香豆豉三钱，焦山栀钱五同炒　鲜金斛一两，先煎　鲜橘子皮三钱，去白　益元散五钱，布包　香青蒿钱五　鲜枇杷叶三钱，布包　肥知母钱五，盐水炒　紫贝齿一两，先煎　朱连翘三钱　黛蛤散五钱，布包　冬瓜子一两　淡竹叶三十片　川贝母三钱，去心　朱茯神四钱　神犀丹一丸，匀两次药送下

四诊：三月二十五日。

药后咽关红肿白腐已退，音哑，咽关有痰，不易咯，舌苔薄白质绛，口渴不思饮，周身脱皮甚多，病九日仍在险期，拟再以清解肺胃之毒，病虽向愈，饮食寒暖诸宜小心。

生紫菀一钱　香青蒿钱五　川贝母三钱，去心　朱茯神四钱　人中白三钱　粉丹皮钱五　鲜枇杷叶四钱，布包　益元散五钱，同包　紫贝齿一两，先煎　肥知母钱五，盐水炒　鲜金斛一两，先煎　黛蛤散五钱，布包　粳米五钱，布包　生海石四钱，先煎　小木通一钱

神犀丹一丸，紫雪丹五分，二味同研，匀两次以米汤调服药先服。

蛾肿

王左 十一岁，一月八日。

咽关偏右蛾肿延至上腭，其肿甚大，形寒身热，大便秘结，有溃脓之势。亟以清解化毒，速延专科治疗为要。

连翘三钱 象贝母四钱，去心 真郁金钱五 紫贝齿一两 忍冬藤五钱 甘中黄三钱 怀牛膝三钱 地丁草钱五 赤芍二钱 板蓝根三钱 盐青果二枚 紫雪丹五分，研细末，匀两次药送下

二诊：一月十二日。

右蛾已溃，脓血甚多，寒热均退，舌绛无苔，两脉细弦而滑，拟再以清解通腑。

连翘三钱 粉丹皮钱五 盐青果二枚 全栝楼一两 忍冬藤五钱 香青蒿钱五 怀牛膝三钱 紫地丁钱五 赤芍二钱 焦山栀钱五 象贝母四钱，去心 冬瓜皮一钱 紫雪丹五分，研细末，匀两次冲服

痄腮

戚左 八岁，一月三十日。

身热咳嗽不爽，两腮微肿，腹胀便泻，四肢逆冷，抽掣五次，神烦不寐，舌苔白腻根厚，两脉细数。病由

痄腮未透，逆传入里，拟以宣降化痰，病甚重，防转痉厥。

薄荷叶五分，后下　家苏子钱五　朱连翘三钱　山慈姑三钱　嫩前胡一钱　莱菔子三钱　鲜枇杷叶三钱，布包　冬瓜子一两　象贝母四钱，去心　白芥子五分，焙　鲜橘皮三钱，去白　嫩钩钩三钱，后下　琥珀抱龙丸一丸，匀两次药送下

二诊：二月二日。

药后抽掣未作，身热渐退，四肢亦温，腮肿未消，小溲通利甚畅，咳嗽，舌苔根厚，两脉细弦而滑，病已见效，再以前法加减。

大豆卷二钱，黑山栀钱五同炒　苦杏仁三钱，去皮尖　栝楼皮四钱　山慈姑二钱　鲜橘皮三钱，去白　嫩前胡一钱　家苏子钱五　鲜枇杷叶三钱　保和丸四钱，同包　朱连翘三钱　鲜柚子皮三钱　象贝母四钱，去心　莱菔子三钱　冬瓜子四钱　鲜芦根一两，去节　琥珀抱龙丸一丸，匀两次冲服

三诊：二月四日。

身热有余不净，咳嗽痰多，小溲甚畅，大便先干后滞，舌苔根厚，两脉细弦滑，再以宣解通腑。

大豆卷三钱，黑山栀钱五同炒　家苏子钱五，莱菔子二钱同包　朱连翘三钱　鲜枇杷叶三钱，布包　佛手片三钱　嫩前胡一钱　冬瓜子一两　山慈姑三钱　鲜柚子皮三钱　琥珀抱龙丸一丸，匀两次药送下　全栝楼一两，枳壳钱五同炒　苦杏仁三钱，去皮尖　象贝母四钱，去心　鲜芦根一钱，去节

王少爷　六岁，一月三日。

头晕形寒身热，两腮痄肿，恶心，两脉细弦滑数，舌苔浮黄。风温上犯，治以两解，生冷荤味宜忌。

白蒺藜三钱，去刺　家苏子钱五　姜竹茹三钱　山慈姑三钱　焦麦芽四钱　嫩前胡钱五　莱菔子三钱　蒲公英三钱　新会皮钱五　鲜枇杷叶三钱，布包　枯子芩钱五　象贝母四钱，去心　夏枯草钱五　小枳壳钱五，赤芍三钱同炒　保和丸五钱，布包　净连翘三钱　忍冬藤五钱　冬瓜子一两

二诊：一月四日。

两腮痄肿未消，身热已退，咳嗽有痰，大便亦通，两脉细弦而滑，再以三子养亲，通络化痰，宜乎避风慎口。

家苏子钱五　嫩前胡钱五　鲜枇杷叶三钱，布包　夏枯草钱五　冬瓜子一两　莱菔子三钱　枯子芩钱五　苦杏仁三钱，去皮尖　山慈姑三钱　连翘壳三钱　白芥子五分，焙　象贝母四钱，去心　佛手片三钱　忍冬藤五钱　方通草钱五

三诊：一月五日。

痄腮渐消，疼痛不止，咳嗽有痰，舌苔白腻而厚，两脉弦滑而数，拟再以前法加味。

家苏子钱五　嫩前胡钱五　鲜枇杷叶三钱，布包　夏枯草钱五　莱菔子三钱　枯子芩钱五　保和丸五钱，布包　山慈姑三钱，焙　白芥子五分，焙　象贝母四钱，去心　苦杏仁三钱，去皮尖　鲜梨皮一个，洗净　净连翘三钱　鲜橘子皮三钱，去白　冬瓜子一两

四诊：一月七日。

痄腮渐消，其痛亦止，咳嗽痰多，舌苔黄，两脉弦滑数，再以肃降化痰，仍须忌口避风。

嫩前胡钱五　鲜枇杷叶三钱，布包　家苏子钱五　夏枯草钱五　枯子芩钱五　保和丸五钱，布包　莱菔子三钱　山

慈姑三钱，焙　象贝母四钱，去心　苦杏仁三钱，去皮尖　冬瓜子一两　鲜梨皮一个，洗净　净连翘三钱　全栝楼五钱，小枳壳二钱同炒　鲜橘子皮三钱，去白

五诊：一月九日。

痄腮已消，咳嗽痰多，舌苔中厚，两脉细弦而滑，拟再以泄化痰浊，饮食千万小心为要。

嫩前胡三钱　鲜枇杷叶三钱，布包　苦杏仁三钱，去皮尖　象贝母四钱，去心　鲜橘子皮三钱，去白　全栝楼五钱　家苏子钱五，莱菔子三钱同炒　苦杏仁三钱，去皮尖　小枳壳钱五　白蒺藜三钱，去刺　冬瓜子一两　焦麦芽四钱　方通草钱五

王右　十二岁，一月十七日，西河沿，一诊。

右腮微肿，头晕形寒，两脉细弦而滑。素有停饮之症，拟以宣化表里，防增痄腮。

薄荷叶五分，后下　家苏子钱五　佛手片三钱　建泻片三钱　方通草钱五　嫩前胡钱五　莱菔子二钱　苦杏仁三钱，去皮尖　焦麦芽四钱　赤芍钱五，枳壳钱五同炒　白蒺藜三钱，去刺　白芥子五分，焙　赤茯苓四钱　净连翘三钱

二诊：一月十九日。

头晕形寒已解，两腮痄肿疼痛，舌苔白，两脉细弦而滑。素有停饮之症，再以疏和泄化。

嫩前胡钱五　家苏子钱五　佛手片三钱　赤芍药二钱　枯子芩钱五　莱菔子三钱　苦杏仁三钱，去皮尖　忍冬藤四钱　象贝母三钱　白芥子五分，焙　朱苓皮四钱　夏枯草钱五　净连翘三钱　蒲公英三钱

王右　一月二十二日。

两腮痄肿已消，舌唇皆干，中脘胀满，食饮不下，

嗳噫酸水，拟以疏化分利。

嫩前胡一钱　新会皮钱五　鲜枇杷叶三钱，保和丸五钱，同包　全栝楼钱五，小枳实一钱同炒　枯子芩钱五　小枳壳钱五　焦麦芽五钱　姜竹茹三钱　佛手片三钱　家苏子钱五，莱菔子一钱同炒　方莲草钱五

崔少爷　十三岁，米市胡同，一诊。

头晕汗泄，身热颇壮，一身疼痛，舌苔灰黑而厚质绛，两脉细弦滑数，右大于左，肾囊肿痛，右睾丸肿坠；两腮痄肿。病属温邪传入里，亟以和解少阳阳明，防成痈疡，幸勿轻视。

香豆豉三钱，焦山栀钱五同炒　家苏子钱五　净连翘一钱　紫地丁二钱　嫩前胡一钱　莱菔子三钱　忍冬藤五钱　佛手片三钱　枯子芩钱五　白芥子五分，焙　赤芍药钱五，枳壳钱五同炒　真郁金三钱　犀黄丸七分，匀两次药送下

二诊：六月十三日。

身热渐退，舌苔中部浮黑，两边白腻质绛，口渴喜冷，大便干结，两腮痄肿已消，肾囊浮肿渐消，其痛亦缓，再以苦泄通利。

嫩前胡一钱　粉丹皮钱五，盐水炒　忍冬藤五钱　山慈姑三钱，打　方通草钱五　枯子芩钱五　香青蒿钱五　全栝楼五钱，苏子钱五同炒　赤芍药二钱　枳壳钱五，同炒　焦山栀钱五　净连翘三钱　莱菔子三钱，白芥子五分同炒　苦楝子钱五　犀黄丸一钱，匀两次药送下

刘左　十四岁，一月二十二日，粮市店，一诊。

痄腮逆传入里，右睾丸红肿热痛，舌苔垢黄而厚，大便不畅，两脉弦滑。湿热挟气下迫膀胱，亟以解清

分利。

家苏子钱五　枯子芩钱五　赤芍药钱五，小枳壳一钱同炒　佛手片三钱　丝瓜络三钱　莱菔子二钱　净连翘二钱　全栝楼钱五，苦楝子钱五同炒　全当归三钱　嫩桑枝五钱　嫩前胡五钱　忍冬藤钱五　真郁金钱五　橘子核钱五，荔枝核钱五同盐水炒　花槟榔三钱　川军炭钱五，后下

二诊：一月二十三日。

右睾丸浮肿不消，疼痛不止，舌苔渐化，大便未通，两脉细弦，拟再以疏化少阳。

嫩前胡钱五　白芥子五分，焙　赤芍药二钱，枳壳钱五同炒　蒲公英三钱　橘子核钱五，盐水炒　家苏子钱五　枯子芩钱五　佛手片三钱　当归须三钱　荔枝核钱五，盐水炒　莱菔子二钱　夏枯草钱五　苍耳子三钱　台乌药钱五　延胡索钱五　全栝楼钱五，苦楝子钱五同炒

三诊：一月二十四日。

痄腮逆传，右睾丸浮肿不消，舌苔浮黄，大便不通，两脉细弦滑数，再以清解化毒，泄化少阳。

枯子芩钱五　赤芍药二钱，小枳壳钱五同炒　粉萆薢三钱　蒲公英三钱　山慈姑三钱　净连翘二钱　紫草三钱　全栝楼一两，苦楝子钱五同炒　丝瓜络三钱　忍冬藤钱五　地丁草二钱　夏枯草钱五　焦山栀钱五

犀黄丸七分，酒军三分，二味同研，小胶管装，匀两次药送下。

四诊：一月二十五日。

右睾丸浮肿未消，其色瘀紫，疼痛不已，大便干结而下，两脉弦滑而数，拟再以清解化毒，通导阳明。

枯子芩钱五　象贝母四钱，去心　紫草钱五　制乳没钱五　焦山栀钱五　净连翘二钱　赤芍药二钱　地丁草钱五　蒲公英三钱　山慈姑三钱，打　忍冬藤四钱　苦楝子钱五　粉萆薢三钱　夏枯草钱五

犀黄丸七分，酒制大黄二分，二味同研细末，以小胶管装，匀两次药送下。

五诊：一月二十七日。

右睾丸浮肿渐消，其痛不止，大便通而不畅，舌苔垢厚，再以清解化毒，通导少阳阳明。

枯子芩钱五　忍冬藤五钱　山慈姑二钱　紫草钱五　净连翘三钱　全当归三钱　夏枯草钱五　地丁草钱五　赤芍药二钱，苦楝子钱五同炒　小枳壳钱五　粉萆薢三钱　焦山栀钱五

犀黄丸一钱五分，风化硝三分，二味同研细末，以小胶管装，匀两次药送下。

六诊：一月三十日。

右睾丸浮肿已消，其痛亦止，大便通利甚畅，舌苔中厚质绛，两脉细弦滑，拟再以清解化毒，以善其后。

净连翘三钱　赤芍药二钱　夏枯草钱五　蒲公英三钱　地肤子三钱　枯子芩钱五　全栝楼一两，风化硝一钱同炒　山慈姑二钱，打　紫草钱五　忍冬藤五钱　制乳没钱五　焦山栀钱五　地丁草钱五　犀黄丸三分，匀两次药送下

虫　积

杨幼　十岁，九月十七日，一诊，新开路。

舌苔根厚质绛，肥刺满布，两脉细弦而弱，脘腹皆

痛，曾服温补通泄之味，一个月以来未尝小可。病乃虫积蕴蓄肠胃，姑以甘和苦化，藉觇其后。

煨葛根一钱　使君子三钱，炒　苦楝根钱五　鸡内金二钱，水炙　生熟谷麦芽各三钱　保和丸五钱，布包　五谷虫三钱，炒　刺猬皮三钱，炒　连皮苓四钱　台乌药钱五　花槟榔三钱，杵　苦杏仁三钱，去皮尖　淡吴萸钱五，胡黄连一钱同炒　山楂炭三钱

二诊：九月十八日。

药后泄泻十余次，脘腹疼痛已减，两脉细弦而滞，舌苔白腻垢厚，肥刺满布。滞水虽化虫积未下，再以升阳和中苦甘杀虫。

煨葛根一钱　五谷虫三钱，炒　淡吴萸钱五，胡黄连一钱同炒　山楂炭三钱　鸡内金三钱，水炙　保和丸四钱，布包　使君子三钱，炒　佛手片三钱　台乌药钱五　刺猬皮三钱，炒黄　花槟榔三钱，杵　新会皮钱五　连皮苓四钱　生熟谷麦芽各五钱

三诊：九月二十一日。

屡投甘和苦化，大便已调，下虫甚多，脘腹疼痛已止，两脉细弦而濡，舌苔白腻垢厚，肥刺满布。滞水化而虫积未净，再以升阳和中，佐以杀虫之味。

煨葛根七分　花槟榔三钱，杵　新会皮钱五　山楂炭三钱　生熟谷麦芽各四钱　保和丸五钱，布包　使君子三钱，炒焦　刺猬皮三钱，炒黄　乌药片钱五　鸡内金三钱　淡吴萸钱五，枳壳钱五同炒　五谷虫三钱，炒焦　连皮苓四钱　香橼皮钱五，佛手片三钱同炒　胡黄连七分，赤砂糖一钱同炒

王幼　十五岁，十月十七日，半壁街，一诊。

左脉细濡，右部弦滑，阵阵发热，胸闷格拒，食饮不下，得饮则作胀，大便秘结，曾经吐虫数条，胃气重伤，亟以镇逆安胃，通导大肠，而中气已虚，恐再吐蚘致厥。

旋覆花三钱，布包　代赭石一两，先煎　花槟榔三钱　佛手片三钱　鲜枇杷叶三钱，布包　苏子霜钱五　使君子三钱，炒　赤苓四钱　姜竹茹三钱　全栝楼五钱，黑沉香末三分同炒　洋芦荟五分　建泻三钱　小枳实钱五　制厚朴钱五，川连七分同炒

二诊：十月十八日。

药后大便畅通三次，胸膺已舒，舌苔垢厚浮黄，两脉弦滑而细。气分虚弱而积滞未化，再以昨法加减。

旋覆花二钱　制厚朴钱五，川连七分同炒　使君子三钱，炒　全栝楼四钱，黑沉香三分同炒　鸡内金三钱　鲜枇杷叶三钱，布包　姜竹茹二钱　花槟榔三钱，杵　洋芦荟五分　连皮苓四钱　制半夏三钱，布包　苦杏仁三钱，去皮尖　代赭石一两，先煎　生熟谷麦芽各三钱　苏子霜钱五

三诊：十月十九日。

药后大便未通，舌苔垢黄而厚，气逆欲呕，中脘有形积聚，两脉细弦而涩。中宫积滞不化而中气已虚，深虑再吐蚘虫而致厥逆也，慎之慎之。

旋覆花二钱　鲜枇杷叶三钱　木香导滞丸五钱，三味同布包　制厚朴钱五，川连七分同炒　花槟榔二钱，杵　全栝楼五钱，黑沉香末三分同炒　制半夏三钱　使君子二钱，炒　火麻仁三钱　苦杏仁三钱，去皮尖　鸡内金三钱，水炙　焦麦芽四钱　代赭石一两，先煎　姜竹茹三钱　洋芦荟五分

四诊：十月二十日。

药后大便畅行六七次，下虫两条，中脘胀满已舒，积聚亦消，舌苔垢厚而滑，左脉细弱右弦滑。病实中虚，虫积未清，再以宣达中焦，安和胃气，攻导之味暂停一日，以冀少事休息。

鲜枇杷叶三钱　越鞠保和丸一钱　沉香曲四钱，三味同布包　制半夏三钱　姜竹茹二钱　全栝楼四钱，黑沉香三分同炒　生熟麦芽各四钱　制厚朴钱五，胡连一钱同炒　使君子三钱，炒　鲜柠檬皮三钱　花槟榔一钱，捣　苦杏仁三钱，去皮尖　焦苡米三钱

五诊：十月二十二日。

大便通而不畅，舌苔糙垢而厚，两脉细弦而涩，日晡中脘发热，食后胀饱，气逆上冲，宿垢虫积尚未清彻，再以镇逆通利。

旋覆花四钱　越鞠保和丸四钱　鲜枇杷叶三钱，三味同布包　制厚朴钱五，胡黄连一钱同炒　姜竹茹二钱　洋芦荟五分　花槟榔三钱，捣　全栝楼四钱　焦山楂三钱　使君子三钱，炒　焦苡米三钱　焦麦芽四钱　家苏子钱五　代赭石一两，先煎　苦楝根三钱　雷丸三钱

六诊：十月二十四日。

大便已调，舌苔渐化，口渴思饮，饮已则中脘作胀，胀则烦躁不安，按之有形积聚，左脉细弱，右弦滑。宿垢虫积未净，再以镇逆杀虫，佐以消化之味以善其后。

旋覆花二钱　木香导滞丸四钱　鲜枇杷叶三钱，三味同布包　制半夏三钱　使君子二钱，炒　代赭石一两，先煎　焦

山楂三钱　胡黄连一钱　全栝楼四钱，枳壳钱五同包　苦楝根钱五　鸡内金三钱　花槟榔三钱，捣　焦苡米三钱　姜竹茹三钱　生熟麦芽各四钱

上上落水沉香末一分，洋芦荟三分，二味同研细末，小胶管装，匀两次药送下。

疳　积

郝小姐　四岁　七月三十日，后河沿，一诊。

形瘦面黄肌肤干涩，腹部胀大，大便滞下，两腿足清冷不温，潮热往来，病已久矣，脾脏肿大，幸勿轻视，姑以温中扶羸，希图于万一。

银柴胡七分，鳖血拌炒　香青蒿钱五　淡附片一钱　焦麦芽四钱　五谷虫三钱，炒　煨葛根七分　淡吴萸钱五，川连七分同炒　香陈皮钱五　焦稻芽五钱　大豆卷三钱　淡干姜七分　连皮苓四钱　焦白术三钱

二诊：三十一日。

药后两足已温，大便渐调，潮热不退，咳嗽痰多，两脉细弱无力，面黄形瘦，腹部胀大，病延已久，脾脏扩大，已入难治之条，再以前法加减，幸勿以小效而视乐境也。

银柴胡一钱，鳖血炒　橘半枳术丸四钱　鲜枇杷叶三钱　款冬花二钱，三味同布包　炙陈皮钱五　淡附片一钱　使君子三钱，炒　香青蒿钱五　淡吴萸钱五，川连七分同炒　五谷虫三钱，炒　鲜荷叶三钱　煨葛根一钱　淡干姜钱五　花槟榔二钱

三诊：八月二日。

潮热渐退，咳嗽痰多，胸闷气滞，面黄形瘦，腹部胀大，脾已重伤，姑再以扶羸化痰，调和脾胃，备候高明政定。

银柴胡一钱，鳖血拌炒　橘半枳术丸钱五，布包　使君子二钱，炒　九香虫二钱　生熟谷麦芽各三钱　香青蒿钱五　款冬花三钱，布包　花槟榔三钱，杵　生海石四钱，先煎　煨葛根一钱　法制陈皮钱五　五谷虫三钱，炒　鲜荷叶三钱　川贝母二钱

四诊：八月五日。

咳嗽痰多，渐潮热往来，左边腹部胀大不消，脾病已成癖积，非易速效，再以扶羸化痰。

银柴胡一钱，鳖血拌炒　橘半枳术丸钱五，布包　花槟榔三钱　香砂壳钱五　香青蒿钱五　款冬花三钱，布包　五谷虫三钱，炒　生熟谷麦芽各四钱　地骨皮三钱　制半夏三钱，粉草一钱同炒　使君子三钱，炒　川贝母二钱　琥珀抱龙丸一丸，匀两次药送下

五诊：八月七日。

潮热退而未净，咳嗽已止，腹部胀大如鼓，左重右轻，大便渐调，病虽小效尚不足恃，秋令将至，仍在可虑之中，备候高明政定。

银柴胡七分，鳖血拌炒　橘半枳术丸四钱　花槟榔三钱，杵　生海石四钱，先煎　生熟谷麦芽各三钱　香青蒿钱五，地骨皮三钱同炒　款冬花三钱　使君子三钱，炒　刺猬皮三钱，炒　川贝母三钱，去心　法制半夏三钱　粉草七分　五谷虫三钱，炒　鸡内金三钱，香砂仁钱五同炒　琥珀抱龙丸一钱，匀两次药

化服

党少爷　四岁，十四日，旌勇里。

面色萎黄，潮热往来，咳嗽痰多，呕吐时作，腹部胀大，按之坚硬，大便秘结，两足浮肿，四肢作痛，面浮，病已两月余，脾脏胀大有积，势将脾胃两痹而致惊搐也，姑以扶羸运中，藉觇其后，备候高明政定。

银柴胡一钱，鳖血拌炒　香砂六君子丸五钱，布包　全当归三钱　五谷虫三钱，炒香　鸡内金三钱，水炙　香青蒿钱五　淡吴萸钱五，川连七分同炒　赤小豆三钱　使君子三钱，炒香　胡黄连七分，赤砂糖一钱同炒　地骨皮三钱　鲜煨姜七分　花槟榔三钱，杵　刺猬皮三钱，炒黄

二诊：八月十六日。

面浮萎黄，潮热不退，咳嗽有痰，腹部胀大，大便干结色黑，两脉细弦而数，病实正虚，攻补两难，姑再以扶羸和中，推荡宿积，备候高明政定。

银柴胡钱五，鳖血拌炒　香青蒿钱五　鲜煨姜七分　花槟榔三钱，杵　五谷虫三钱，炒　生熟谷麦芽各五钱　地骨皮三钱　赤小豆三钱　使君子三钱，炒　胡黄连七分，赤砂糖一钱同炒　肥知母钱五，盐水炒　淡吴萸钱五，川连七分同炒　全当归三钱　刺猬皮三钱，炒　连皮苓四钱　鸡内金三钱，水炙

三诊：十八日。

面色萎黄，潮热不退，咳嗽痰多，腹部坚硬且大，大便已通，两腿疼痛，两脉细弦而数，病实正虚，为日已久，攻补两难，姑再以扶羸运脾，推荡宿积，备候高明政定。

银柴胡一钱，鳖血拌炒　川贝母钱五，去心　淡吴萸钱五，川连七分同炒　刺猬皮三钱，炒香　肥知母四钱，盐水炒　香青蒿钱五　香砂六君子丸五钱，布包　赤小豆三钱　五谷虫三钱，炒香　连皮苓四钱　地骨皮三钱　半夏曲四钱，布包　全当归三钱　胡黄连七分，赤砂糖一钱同炒　鸡内金三钱，水炙　生熟麦芽各四钱　生熟谷芽各四钱

四诊：八月二十日。

潮热已退，咳嗽亦减，大便不调，腹部胀大不消，按之坚硬，脾大之症治之非易速效，姑再以扶羸和中，推荡宿垢，备候高明政定。

银柴胡一钱，鳖血拌炒　川贝母三钱，去心　淡吴萸钱五，川连七分同炒　肥知母钱五　生熟赤芍各钱五，枳壳钱五同炒　香青蒿钱五　香砂六君子丸五钱，布包　赤小豆三钱　刺猬皮三钱，炒　生熟麦芽各四钱　地骨皮三钱　半夏曲四钱，布包　五谷虫三钱，炒香　胡黄连七分，赤砂糖一钱同炒　生熟谷芽各四钱

五诊：八月二十三日。

屡进扶羸和中，潮热退而未净，两脉亦平，腹部胀大不消，大便不调，其色红赤不匀。病实正虚，攻补两难，拟再以扶羸温中，调和脾胃，病虽见效尚不足恃，秋气渐深深虑增重，饮食寒暖千万小心。

银柴胡一钱，鳖血拌炒　香砂六君子丸五钱，布包　全当归三钱　鸡内金二钱，水炙　生熟谷麦芽各三钱　香青蒿钱五，地骨皮三钱同炒　范志曲四钱，布包　赤小豆三钱　胡黄连七分，赤砂糖七分同炒　连皮苓四钱，土炒　川贝母二钱，去心　淡吴萸钱五，川连七分同炒　五谷虫三钱，刺猬皮三钱同炒黄　肥

知母钱五，盐水炒

六诊：八月二十七日。

面色渐润，腹胀不消，潮热渐退，两脉细弱无力，按之急数，拟再以扶羸和中，温和脾胃，病虽小效，仍不足恃也。

银柴胡一钱，鳖血拌炒　川贝母三钱，去心　淡吴萸钱五，川连七分同炒　五谷虫三钱，炒　生熟谷麦芽各三钱　香青蒿钱五　香砂六君子丸五钱，布包　全当归三钱，赤小豆二钱同炒　刺猬皮三钱，炒　地骨皮三钱　范志曲四钱，布包　鸡内金三钱，水炙　延胡索钱五　肥知母钱五，盐水炒　胡黄连一钱，赤砂糖一钱同炒　香砂仁钱五

慢脾

乐少爷　十三个月，七月十八日，东柳树井，一诊。

泄利将两月，呕吐，肌肤不温，舌绛无苔，面浮无华，两足浮肿而冷。脾已伤而胃亦受戕，势将慢脾，亟以温和运脾，病甚重，幸勿轻视。

淡附片钱五，盐水炒　香砂枳术丸五钱，布包　炮姜炭一钱　鸡内金三钱，水炙　淡吴萸四钱，川连七分同炒　范志曲四钱，布包　荷叶炭三钱　淡干姜一钱　土炒白术三钱　连皮苓四钱　上上紫油肉桂一分，研细末，匀两次冲服

二诊：七月二十二日。

屡投温中运脾，泄泻转为溏薄，胃纳渐有消息，恶心已止，浮肿渐消，两脉细弱无力，出屋则四肢清冷，脾闭重症，拟再以升阳温中，调补脾胃。

煨葛根一钱　淡附片钱五，盐炒　香砂六君子丸五钱，布包　生甜冬术三钱　扁豆花三钱　绿升麻五分　川连七分　淡吴萸钱五　霞天曲四钱，布包　紫石英五钱，先煎　建莲须三钱　潞党参五钱，枳壳一钱同炒　淡干姜一钱　土炒白术三钱　炮姜炭一钱　生熟谷麦芽各五钱　伏龙肝二两，煎汤代水　上上紫油肉桂二分，研细末，匀两次冲服

三诊：二十七日。

恶心已止，泄泻转为溏薄，次数亦减，两脉细弱无力，已能容纳米粥，龄齿，腹痛阵作，病势渐渐有效，其如病久脾伤，诸宜小心为要。

潞党参五钱，枳壳五分、白米三钱同炒　炙黑甘草一钱　淡干姜一钱　诃子肉三钱　益智仁三钱　野于术三钱　淡吴萸钱五，川连七分同炒　补中益气丸五钱，布包　紫石英五钱，先煎　建莲肉三钱　云茯苓三钱　淡附片钱五　霞天曲四钱，布包　生牡蛎五钱，先煎　大红枣十枚　杭白芍五钱，真茄楠末五厘同用　伏龙肝二两，煎汤代水　上上紫油肉桂一分，黄酒拌炒，研细末，匀两次冲服